Hawaiianische Lomilomi-Massage

Mit einem neuen Vorwort von Makaʻala Yates

Deutsch von Simone Kalla

Hawaiianische Lomilomi - Massage

Nancy S. Kahalewai

I. M. PUBLISHING - HAWAI'I & NEW ZEALAND

Copyright © 2004 Nancy S. Kahalewai

Das Werk einschließlich aller seiner Teile ist urheberrechtlich geschützt. Jede Verwertung außerhalb der engen Grenzen des Urheberrechtsgesetzes ist ohne die schriftliche Zustimmung des Verlages unzulässig und strafbar. Das gilt insbesondere für jegliche Vervielfältigung und Übermittlung graphischer, elektronischer oder mechanischer Art durch Fotokopieren, Aufzeichnung, Aufnahme, Mikroverfilmung und jegliche Einspeicherung und Verarbeitung in elektronischen Systemen.

ISBN: 0-9677253-5-6

Verlag: I. M. Publishing, Ltd.
PO Box 10
Mountain View, HI 96771 USA
+1 (808) 968-8100

www.islandmoonlight.com

Emails an die Autorin an:
mail@bigislandmassage.com oder besuchen Sie
www.bigislandmassage.com

HINWEIS: *Hawaiianische Lomilomi-Massage* ist ein Nachschlagewerk für eine traditionelle hawaiianische Heilkunst. Zur Steigerung Ihres Wohlbefindens und insbesondere im Krankheitsfall wenden Sie sich bitte an einen qualifizierten Gesundheitsdienstleister. Die in diesem Buch enthaltenen Informationen sind weder ein Ersatz für solche Dienste, noch für eine ärztliche Behandlung.

Titel der amerikanischen Originalausgabe *Hawaiian Lomilomi – Big Island Massage*
ISBN: 0-9677253-2-1

Diese zweite Ausgabe des Buches ist meiner *mo'opuna* (Enkeltocher) gewidmet,

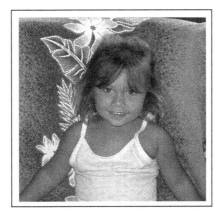

Angelica Kamakanaokalani Auwae Kahalewai.

Mögest du weiterhin das Geschenk des Himmels bleiben, das du wirklich bist.

Inhaltsverzeichnis

viii Vorwort von Makaʻala Yates
x Vorwort der Autorin
xix Danksagung
xx Die hawaiianische Sprache

1. KAPITEL ❦ Hawaiian Style
1 Hawaiʻi: Ein Ort der Heilung
3 Traditionelle Lebensweise
6 Zusammenfassung der Geschichte

2. KAPITEL ❦ Was ist *Lomilomi*?
11 Definition einer Kunst
13 Eine unbeschriebene Kunst
14 Hawaiianische Tradition
16 Die Kraft der *Lomilomi*-Massage
19 Wirkungen und Gegenanzeigen

3. KAPITEL ❦ Der Körper
23 Die ganzheitliche hawaiianische Sicht
27 *Mana:* Ihre persönliche Kraft
31 Vorschläge für *Lomilomi*
32 Grundbegriffe der Anatomie
36 Hawaiianische Bezeichnungen

4. KAPITEL ❦ *Lomilomi*-Grundbegriffe
39 *Pule*
43 Einschätzung
46 Behandlungsablauf
49 Technik
53 Massagegriffe
56 Zusätzliche Methoden
61 *Hoʻoponopono*

5. KAPITEL ✣ Die Praxis
  66 Bevor Sie anfangen
  71 Techniken für die Bauchlage
  84 Techniken für die Rückenlage

6. KAPITEL ✣ Hawaiianische Heilmittel
  93 *Lā'au Lapa'au*
  104 Weitere *Mea Lapa'au*

7. KAPITEL ✣ Die Heilkundigen
  109 *Kāhuna* und Praktizierende
  112 Aunty Margaret Machado
  116 Uncle Kalua Kaiahua
  118 Aunty Mary Fragas
  120 Papa Henry Auwae
  122 Papa Sylvester Kepilino
  125 Kauka Dane Ka'ohelani Silva
  127 Kumu Leina'ala K. Brown-Dombrigues
  129 Kauka Maka'ala Yates
  132 Aunty Mahealani Kuamo'o-Henry
  134 Daddy David Bray, Jr.

8. KAPITEL ✣ New Age Massagestile
  137 Tempel-Körperarbeit
  140 Huna-Lehren

ANHÄNGE ✣
  151 Anhang A
  154 Anhang B
  156 Glossar
  159 Fußnoten
  162 Literaturhinweise
  164 Register

Vorwort

Lomilomi ist die alte hawaiianische Bezeichnung für die Arbeit mit der *mana* (Lebenskraft) von Körper, Geist und Seele des Menschen. Früher gab es in jedem einzelnen Dorf in allen Bezirken auf der gesamten Inselgruppe *lomilomi*-Meister, auf die sich die Bewohner verließen und denen sie vertrauten.

Die Ausbildung zum *lomilomi*-Praktizierenden dauerte viele Jahre. Abhängig von seinem oder ihrem Verständnis der zahlreichen Aspekte von *lomilomi* durfte der oder die neue Schüler/-in während der ersten drei Jahre oder länger noch keinen Patienten berühren. Dabei war auch die Fähigkeit des Schülers entscheidend, *pono* – im Einklang und konfliktfrei – mit sich selbst und anderen oder einem Ort oder einer Sache zu sein.

Die Konzepte von *lomilomi* sind auf der einen Seite komplex und weitläufig und auf der anderen Seite einfach, wenn man Funktion, Prinzip und Absicht hinter dieser heiligen, traditionellen hawaiianischen Heilmethode begreift. Eine wesentliche Rolle spielt z.B. das Konzept des „in-die-Knochen-hinein-Sprechens" auf körperlicher und energetischer Ebene, weil es dem Patienten[1] dabei hilft, den Praktizierenden so tief wie möglich arbeiten zu lassen, ohne dass die Behandlung zu intensiv wird, das erwünschte Ergebnis jedoch erzielt wird.

Um das notwendige Maß an kurz- und langfristiger Heilung zu erzielen, verwendet der Praktizierende eine Vielzahl von Techniken, die auch auf den Golgi-Apparat in Verbindung mit dem Muskelspindelmechanismus wirken, was eine schnelle Reaktion der jeweiligen behandelten Muskelgruppe zur Folge hat. Die Fähigkeit durch die Muskeln und das weiche Gewebe bis tief „in die Knochen" zu sprechen ist wichtig, weil auf dieser Ebene alle Erinnerungen an vergangene Traumata, Verletzungen und emotionale Bindungen gespeichert sind. In vielen indigenen Kulturen gelten die Knochen als wichtigster und am besten geschützter Teil der physischen und

VORWORT

energetischen Struktur des Menschen. Hier sind die individuellen Codes gespeichert, aus der jeder Mensch auf der DNA-Ebene besteht. Indem er eine Verbindung mit den Knochen herstellt, erreicht der *lomilomi*-Praktizierende eine Verständigung auf seelischer Ebene, so dass göttliche Heilung stattfinden kann.

Die verschiedenen Auffassungen und Ansätze von *lomilomi* sind auch eine Folge der Ereignisse in der hawaiianischen Geschichte. Ich bezeichne diese Bezugspunkte als die „Zeitachse" der bedeutsamen Wendepunkte. Nach seiner Ankunft auf den hawaiianischen Inseln ca. 400 n.Chr. zwang der tahitianische Häuptling und Krieger Pā'ao den friedlichen Bewohnern ein Klassen- und Glaubenssystem auf. Im 19. Jahrhundert untersagte dann die De-Facto-Regierung Hawai'is, die das Königreich Hawai'i auf ungesetzliche Weise gestürzt hatte, den damaligen Praktizierenden die Ausübung der „Zauberei", als die auch *lomilomi* galt. Mit dieser und vielen darauf folgenden Maßnahmen wurde versucht, die Einstellung und Überzeugungen der – inzwischen geschwächten und nicht mehr reinrassigen[2] – Ureinwohner Hawai'is zu unterdrücken und zu verändern. Trotzdem überdauerten die Geheimnisse der *lomilomi* in verschlüsselter Form die Jahrhunderte.

Heute hat *lomilomi* von Hawai'i aus buchstäblich die ganze Welt berührt. In den richtigen Händen kann sie tiefgreifende Wirkungen haben, wenn Geist und Herz sich allen Möglichkeiten der Heilung öffnen – ganz gleich aus welchem Kulturkreis man stammt.

DR. MAKA'ALA YATES

Vorwort der Autorin

Lomilomi. Das Wort allein scheint eine eigene Kraft zu besitzen. Vielleicht fasziniert die Menschen die Vorstellung darüber, weil sie das Einzigartige und Uralte an *lomilomi* spüren, alte Geschichten ihr Interesse geweckt haben oder sie der allgemeine Informationsmangel einfach neugierig gemacht hat. Der Name und Geist von *lomilomi* – auch *lomi* oder *lomi-lomi* genannt – haben eine fast magische Anziehungskraft, die sowohl angehende als auch erfahrene Massagetherapeuten in ihren Bann schlägt. Sie hat heute eine große Beliebtheit erlangt, die fast an Ausbeutung grenzt. Ich habe Anfragen aus der gesamten USA und dem weit entfernten Australien und Europa bekommen: „Was genau ist *lomilomi*? Inwiefern unterscheidet sie sich von, bzw. ähnelt sie anderen Massagestilen? Ich habe davon gehört – wo kann ich mehr erfahren?"

Bis zum Erscheinen der ersten englischsprachigen Ausgabe dieses Buchs im Jahr 2000 gab es lediglich ein anderes englisches Buch, das jemals über das Thema *lomilomi* veröffentlicht wurde. Es hieß *Lomi-Lomi Hawaiian Massage* von Paul A. Lawrence und ist inzwischen vergriffen. Es sind einige Artikel, Ausbildungsunterlagen und Hefte verfasst sowie einige Videos veröffentlicht worden und es gibt viele gute Bücher über hawaiianische Pflanzenheilkunde, Mythologie und Schamanismus. Aber noch immer herrscht einige Verwirrung darüber, was *lomilomi* ist und was nicht. Obwohl ein Massagebuch oder -video die persönliche Lerner-fahrung niemals ersetzen kann, möchte ich auf den folgenden Seiten versuchen, das Thema für den Leser gründlich zu definieren.

Das Schreiben dieses Buchs war ein andauerndes Projekt. Einige der Ältesten sind verstorben und neue Lehrer haben angefangen zu unterrichten, bzw. ihr Wissen zu teilen. Ich habe ein Register und einige neue Kapitel hinzugefügt und sämtliche Fotos für die Praxis im 5. Kapitel erneuert. Die von mir im Laufe der Jahre gesammelten historischen und kulturellen Informationen stammen aus vielen, manchmal widersprüchlichen

VORWORT DER AUTORIN

Quellen, sowohl aus akademischen Kreisen als auch von einfachen Leuten. Viele in Hawai'i geborene Menschen, die dazu beigetragen haben, verfügen über keine offizielle Ausbildung und sind mehr oder weniger Autodidakten. Die Mehrheit von ihnen hat sich aus den Lehren ihrer Ältesten, eigenen Ideen und persönlichen Erfahrungen etwas zurechtgelegt. Die wenigen alten Aufzeichnungen im Bernice P. Bishop Museum in Honolulu und in anderen Archiven stammen meist von Nichthawaiianern aus dem 20. Jahrhundert, die ihre Beobachtungen und Erfahrungen über *lomilomi* ausübende Hawaiianer beschrieben. Alte Aufzeichnungen in hawaiianischer Sprache sind äußerst selten und es gibt in dieser vielschichtigen Sprache sehr viele Nuancen, die völlig verwässert oder falsch interpretiert wurden. Dies hat zu zahlreichen verwirrenden oder unauthentischen Darstellungen dieser heiligen Heilkunst geführt, die von naiven und ernsthaft Suchenden für bare Münze genommen wurden.

Eins ist sicher: *Lomilomi* ist viel mehr als Massage. Deshalb habe ich einige Erläuterungen über die hawaiianische Kultur und Sprache hinzugefügt, von denen man *lomilomi* nicht trennen kann. Falls Sie noch nicht mit der richtigen Aussprache der hawaiianischen Wörter vertraut sind oder mit Massage gerade erst anfangen und irgendeine der Techniken anwenden wollen, möchte ich Sie herzlich bitten, den Abschnitt „Die hawaiianische Sprache" und die Abhandlung über Anatomie im Anhang A sowie das Glossar zu lesen.

Mein Weg, die Ältesten zu befragen und die Heilkunst auf der Big Island[3] zu dokumentieren und zu erforschen, begann offiziell im Jahr 1996, meine Massageausbildung jedoch bereits 1975. Es war eine Heraus-forderung für mich, meine Erfahrungen mit *lomilomi* mit meiner fundierten Ausbildung in Sportmassage und Anatomie zu vereinbaren. Da ich seit Jahrzehnten Massagelehrerin bin, ist mein Ansatz der Massagetherapie stark analytisch und intellektuell geprägt – genau das Gegenteil von dem der meisten hawaiianischen *lomilomi*-Praktizierenden. Im Laufe der Zeit habe ich jedoch gelernt, es zu erleben ohne es zu analysieren – *aloha* zu leben und zu atmen, nur das gewünschte Ergebnis zu visualisieren und die Essenz des

Lebens, des Lichts und der Liebe bedingungslos zu ehren. Bei einer *lomilomi*-Behandlung muss man mit Geistes- und Herzensgegenwart arbeiten und sich daran erinnern, dass jeder einzelne Mensch ganz allein für seinen Lebensweg verantwortlich ist.

Die Unbekümmertheit der Ältesten ist eine große Inspiration. Während sie ihre heilende Arbeit ausüben, legen sie ein natürliches Vertrauen an den Tag und lächeln und witzeln oft über das Leben im Allgemeinen. *Lomilomi* ist wirklich eine Kunst, die in der rechten Gehirnhälfte beheimatet ist, und in die sowohl eine große Portion Intuition als auch die heilenden Energien des ʻāina (Land) einfließen. Die Verbindung zwischen den Hawaiianern und dem ʻāina ist sehr wichtig. Es ist ihre Quelle der Kraft und des Überlebens, und sie sind sich dessen wohl bewusst.

Und dann gibt es noch das Wunder Hawaiʻi selbst – diese Energie, die die Seele berührt und einen immer wieder zu den Inseln zurückruft. Dieses himmlische Gefühl, das wir Paradies nennen, durchdringt *lomilomi*. Um es wirklich zu erleben, muss man das Geplapper der Gedanken zum Schweigen bringen, den Sinnen erlauben vollständig zu erwachen, das Wunder des Lebens genießen, loslassen und sich völlig hingeben.

Heute gibt es neben den über 5000 im Staat Hawaiʻi zugelassenen Praktizierenden, die dort LMTs heißen (licensed massage therapists = staatlich geprüfte Massagetherapeuten) und vielen Praktizierenden an der US-Westküste eine ganz neue Generation von *lomilomi*-Therapeuten. Manche Stile der *lomilomi* und der hawaiianischen Heilung haben sich durch die USA bis nach Kanada, Australien, Europa und seit kurzem auch Japan verbreitet. Die bekanntesten traditionellen Lehren stammen von zwei wunderbaren und liebevollen Hawaiianern, die schon lange unterrichteten, bevor *lomilomi* überhaupt bekannt wurde: Aunty Margaret Machado aus Kona und Uncle Kalua Kaiahua aus Maui. Andere Stile der hawaiianischen Heilkunst, die „Tempel-Körperarbeit" und „Hawaiianischer Schamanismus" genannt werden, stammen von Abraham Kawaiʻi und den Lehren des Serge Kahili King aus Kauaʻi.

VORWORT DER AUTORIN

Auf den Inseln gibt es außerdem ein paar *kūpuna* (Älteste) und einige wenige *kāhuna* (Meister), die ihre Heilkunst still bei sich zu Hause praktizieren. Sie stecken voller Erinnerungen und Weisheit, die sie lediglich mit dem engen Familienkreis oder *'ohana nui* (weiten Familienkreis) teilen. Was einst geheim oder *kapu* (nicht erlaubt, verboten, tabu) war, wird nun langsam aber sicher mit „Fremden" geteilt und die Ältesten sprechen immer offener. Sie möchten, dass sich dieses Wissen auf dem ganzen Planeten verbreitet, und ein Vermächtnis für all jene hinterlassen, die bereit sind.

Ich fühle mich außerordentlich gesegnet, dass ich so gut von der einheimischen Kultur und den hawaiianischen Menschen aufgenommen worden bin. Nach meiner Ankunft 1973 aus Los Angeles verliebte ich mich auf den ersten Blick in die Inseln. Aber es dauerte Jahre, bis ich mich in einer Gruppe Einheimischer völlig wohl fühlte, vom Schreiben über ihre Heilkünste ganz zu schweigen. Ich erinnere mich an ihre Trauer nach dem „Verschwinden" des hawaiianischen Aktivisten George Helm im Ozean vor Kaho'olawe bei den frühen Protesten gegen die US-Bombardierung dieser kleinen Insel an der westlichen Küste Mauis und an ihre große Freude beim Anblick der *Hōkūle'a*, als sie 1976 in die Bucht von Hilo einlief. Mit der erfolgreichen Rückkehr aus Tahiti dieses Doppelrumpf-Reisekanus, das ganz nach dem Vorbild der Vorfahren nur mit Hilfe der Sterne durch Polynesien navigiert wurde, begann in der hawaiianischen Geschichte ein neues Kapitel, das manche auch als die hawaiianische Renaissance bezeichnen. Mitte der 1970er Jahre fingen die in Hawai'i geborenen Hawaiianer endlich an, sich wieder positiv mit ihrem stolzen Erbe und ihrem kostbaren *'āina* zu identifizieren, nachdem es ihnen von Fremden gestohlen worden war, die nur ihre eigenen Interessen im Sinn hatten. Fast über Nacht tauchten Autoaufkleber auf, die *„Proud to be Hawaiian"* (Ich bin stolz, Hawaiianer zu sein) verkündeten. Grundschulen, die ausschließlich in der hawaiianischen Sprache unterrichteten, entstanden und die „tote" Sprache Hawai'is wurde die zweite offizielle Landessprache, nachdem sie mehrere Generationen lang streng verboten gewesen war.

Obwohl die letzten 25 Jahre ein Wiederaufleben ihrer Kultur und Künste mit sich gebracht haben, kämpfen die Hawaiianer noch immer um Autonomie. Die meisten Praktizierenden von *lomilomi* und *lā'au lapa'au* (Pflanzenheilkunde) dürfen diese Tätigkeiten noch immer nicht ausüben. Unter den geltenden gesetzlichen Bestimmungen darf man Massage oder Pflanzenheilkunde gegen Bezahlung oder als Tauschhandel nur mit einer staatlichen Zulassung praktizieren und Massage erst nach mindestens drei Jahren der Zulassung unterrichten. Die meisten auf Hawai'i geborenen Menschen, besonders die Ältesten, können oder wollen nicht die nötigen Hunderte von Schulstunden und staatliche Prüfungen über sich ergehen lassen, um gesetzlich zugelassene Massagetherapeuten zu werden. Sie verfügen, wenn überhaupt, nur über wenig theoretisches Wissen in Anatomie und Physiologie. Viele verwenden dieselbe Technik, die ihnen ihre Großeltern und *kumu* (Lehrer) vor Jahrzehnten beibrachten. Sie haben zwar nie ganz genau das „Warum" bei der hawaiianischen Heilkunst verstanden, aber sie praktizieren das Gelernte auf eine respektvolle Weise. Die geltenden Gesetze betrachten sie als etwas, das ihnen von fremder Seite aufgezwungen wird. Sie haben mitangesehen, wie das Erbe ihrer Kultur fast vernichtet, ihre Pflanzenheilmittel durch andere ersetzt, ihre Lebensweise modernisiert, ihre Wirtschaft von fremden Investoren auf den Kopf gestellt, ihr Grund und Boden von der US-Regierung beschlagnahmt und ihr Land entgegen dem demokratisch gewählten Willen der Mehrheit durch Annexion unterworfen wurde.

Die Einzelheiten über den ungesetzlichen Sturz des hawaiianischen Königreichs im Jahr 1893 kommen nun allmählich an die Oberfläche. Während der Bundesstaat und die Landesregierung Millionen als „Unterstützung" an die Menschen verteilen, werden die Einheimischen immer abhängiger und apathischer. Manche stellen alle staatliche Hilfen, die aufgrund der Rasse gegeben werden, als verfassungswidrig im Sinne der Antidiskriminierungsgesetze in Frage. Wie zerstritten sie untereinander auch sein mögen, alle *kānaka maoli* (Polynesier mit hawaiianischer Abstammung) empfinden tief in ihrem

VORWORT DER AUTORIN

Inneren Ungerechtigkeit und Trauer angesichts des Schicksals ihres herrlichen Königreichs.

Verständlicherweise haben sich die meisten *kānaka maoli* noch nicht von dem tiefsitzenden Groll über den Diebstahl ihres Landes und ihrer Kultur befreit. Sie sind Fremde im ihrem eigenen Haus und stehen den Motiven der Nichthawaiianer misstrauisch gegenüber. Sie wurden gezwungen „modern" zu werden, sich nicht den furchtbaren Bräuchen des *kapu*-Systems unterzuordnen und sollten ihre *keiki* (Kinder) nicht „den Anschluss an die moderne Welt verpassen lassen". Nun schwelgen sie in ihren Erinnerungen an Vergangenes und sehnen sich verzweifelt danach, sich wieder mit ihrer eigenen Kultur zu verbinden und sie neu zu erlernen.

Bis vor kurzem boten viele Praktizierende von *lomilomi* und Pflanzenheilkunde ihre Dienste durch Mundpropaganda an und bekamen dafür Spenden oder tauschten etwas ein. In ihrer Arbeit konzentrierten sie sich vor allem auf den spirituellen Aspekt der Heilkunst und der Grad ihrer Beliebtheit wurde nur von ihren Fähigkeiten und ihrem Ruf bestimmt. Es geschah nur selten, dass sie ihre Fähigkeiten vermarkteten, professionell unterrichteten oder Webseiten unterhielten, wie wir es heute erleben. Die meisten von ihnen betrachteten die Heilkunst als ein heiliges Geschenk. Sie glaubten, dass Liebe, Gebete und *aloha* nicht käuflich sein sollten. Aber im Laufe der Zeit änderten sich die Dinge. Die wachsende Zahl von Suchenden, die nach diesem Wissen hungern, und die Tatsache, dass die derzeitige Generation der Ältesten allmählich stirbt, haben Tür und Tor für bekannte, moderne Interpretationen von *lomilomi* geöffnet, was manchmal von skrupellosen, aber erfolgreichen Opportunisten – sowohl Fremden als auch Einheimischen – ausgenützt wird.

Seit den 1960er Jahren gibt es in Hawai'i ein Gesetz, das die Zulassung zum Massagetherapeuten regelt. Seit Anfang 2004 beträgt die staatliche Mindestanforderung für die Ausbildung 50 Stunden Anatomieunterricht, 100 Stunden Massagetheorie und -praxis und 420 Stunden fortgeschrittene Ausbildung in einer Schule oder als Lehrling unter Supervision eines zugelassenen Lehrers oder eines Therapeuten, der den Lehrling „sponsert". Erst danach darf man die Zulassungsprüfung ablegen. Obwohl die hawaiianischen Massagerichtlinien dem US-Durchschnitt von 500 Stunden Massageausbildung entsprechen, die als gute Gewährleistung einer grundsätzlichen Kompetenz gelten, ist es unrealistisch zu verlangen, dass *nā kūpuna* diese Bedingungen erfüllen. Wie bringt man einer Familie bei, dass etwas jetzt gesetzwidrig ist, was viele Generationen hindurch funktioniert hat, oder dass die *kūpuna* nicht unterrichten dürfen, es sei denn, sie besitzen seit drei oder mehr Jahren eine staatliche Zulassung, oder dass diese Ältesten zum Anatomieunterricht gehen und 6 bis 12 Monate lang selbst wieder Lehrlinge sein sollen? Wie würde der Staat es anstellen, die Patienten vom Kommen abzuhalten, den Tauschhandel mit Früchten und Fisch zu unterbinden und Gespräche über die alten Traditionen zu verhindern? Wie hindert man Menschen, den Ältesten bei der traditionellen Massage von Bedürftigen zuzusehen, nur weil sie sich nicht in einer staatlich zugelassenen Praxis befinden?

Obwohl weiterhin eine dunkle Wolke über den Hawaiianern schwebt, hat sich überall auf den Inseln ein tiefer Respekt für die alten Traditionen und den Begriff der *'ohana* erhalten. Deshalb drückt das Gesetz in der Praxis meist ein Auge bei der Ausübung traditioneller Heilung zu, außer es liegt eine Beschwerde vor. In den meisten Haushalten oder Orten gibt es einen „Uncle" oder eine „Aunty" („Onkel" oder „Tante", die nicht unbedingt Verwandte sind), die mit Massage oder Kräutern arbeiten. In den 1980er Jahren schloss der Gesetzgeber die meisten Begleit- und Massagedienste, die man per Telefonanruf zu sich nach Hause bestellte (hauptsächlich in Honolulu verbreitet) und verbat den Missbrauch von Praktikumsstellen. Die Einheimischen, die die alten Methoden der Massage und *lāʻau lapaʻau* (Pflanzenheilkunde) ohne Zulassung ausüben, waren davon jedoch nicht betroffen. Im allgemeinen werden diese Heiler weder von Einwohnern noch von offizieller Seite angegriffen, sondern gelten sogar oft als „nationale Schätze". Nun ist eine ganz neue Generation ihrer Schüler nachgewachsen, die die Tradition fortführt und von denen einige in dieser zweiten Ausgabe beschrieben werden.

VORWORT DER AUTORIN

Die Zulassung und Ausbildung zum Massagetherapeuten können für das eigene Wachstum eine unschätzbar wertvolle Erfahrung sein, Erkenntnisse über die Funktionen des menschlichen Körpers liefern, der Vervollkommnung von sicheren und wirksamen Techniken dienen, über Richtlinien für Professionalität und Patientenschutz informieren und sie bilden eine solide Grundlage für alle, die in einem zunehmend ganzheitlich orientierten Gesundheitswesen arbeiten werden. Doch da die menschliche Natur nun einmal so ist wie sie ist, benutzen viele die lockere Auslegung der hawaiianischen Massagerichtlinien als Ausrede dafür, dass sie keine Massageschule besuchen und sich auch nicht verpflichtet fühlen, eine adäquate Ausbildung zu machen. Und sobald man Hawai'i verlässt, gibt es Leute, die alle möglichen nichthawaiianischen Dinge unterrichten, die sie als hawaiianisch bezeichnen. Ich möchte alle Leser dazu ermuntern, bei der Wahl einer *lomilomi*-Behandlung oder Ausbildung Vorsicht walten zu lassen. Lassen Sie sich nicht einschüchtern etwas zu sagen oder Fragen zu stellen, wenn sich etwas nicht richtig anfühlt. Lernen Sie nicht nur von einem Lehrer. Und lassen Sie sich nicht narren, wenn es heißt, Sie müssten eine Menge Geld bezahlen oder andere Verpflichtungen erfüllen, wenn jemand behauptet, nur seine Lehre wäre die beste oder einzig wahre! Denn ich sage es Ihnen ganz ehrlich – das ist nicht hawaiianisch.

Im alten Hawai'i lernten die Schüler Jahrzehnte oder ihr ganzes Leben lang, um den Rang eines *kahuna* zu erreichen. Die gesamte Gemeinschaft passte auf, dass Fehler im Verhalten oder bei der Ausübung nicht vorkamen. Schüler der hawaiianischen Heilkunst sollten mit der hawaiianischen Kultur vertraut sein und ihr große Achtung entgegenbringen. Dadurch kann man das Wissen und die Bräuche aus Hawai'i richtig und genau erfahren und mit anderen teilen.

Obwohl ich eine große Befürworterin einer ordentlichen Massageausbildung bin und möchte, dass der Beruf des Masseurs das höchstmögliche Niveau erreicht, meine ich auch, dass man die generationenumspannende Tradition, Intuition und Erfahrung innerhalb der hawaiianischen Gesellschaft auf irgendeine Art anerkennen muss. Vielleicht gibt es schon bald ein staatliches Gesetz, das Einzelnen erlaubt, ihre überlieferten Traditionen der hawaiianischen Heilkunst auf eine sichere, legale und stolze Weise zu praktizieren und so den kulturellen Reichtum von Hawaiʻi *nei* (diesem geliebten Hawaiʻi) fortzusetzen.

Wenn Sie jemals etwas von einem *kumu, kupuna* oder *kahuna* (Lehrer, Ältesten oder Meister) erfahren möchten, seien Sie bescheiden! Bringen Sie ein Geschenk mit und lassen Sie Ihre Erwartungen daheim. Benutzen Sie Ihr feines Gespür und vertrauen Sie Ihrer Intuition. Und falls Sie während Ihres Besuchs glauben, dass Sie nicht viel lernen, üben Sie sich einfach in Geduld und beobachten Sie mit offenem Herzen. Wenn Ihre Motive ehrlich sind und Sie sich aufrichtig bedankt haben, werden sich die Türen öffnen und sich die Lektionen offenbaren.

BILDQUELLEN

Alle Fotos und Illustrationen von der Autorin, außer:

Seite 41: Bild von Pele von Mahealani Kuamoʻo-Henry.

Seite 117: Foto von Aunty Mary von Cora Edmonds.

Seite 118: Foto von Papa Auwae von Julia Auwae Dahlgren.

Seiten 125 und 126: Fotos von Leinaʻala und Aunty Abbie von Kumu Leinaʻala K. Brown-Dombrigues.

Seite 130: Foto von Aunty Mahealani und Uncle Kamōʻī von Arlene Buklarewicz.

Seite 147: Foto von Serge King von Serge King.

Die hawaiianischen Zitate am Anfang jedes Kapitels sind mit Erlaubnis der Bishop Museum Press dem Buch ʻŌLELO NOʻEAU: *Hawaiian Proverbs & Poetical Sayings* von Mary Kawena Pukui entnommen.

Danksagung

Mein aufrichtiger Dank und meine Verehrung gelten dieser Insel, die seit drei Jahrzehnten meine Heimat und stetige Quelle der Inspiration ist. Heilig ist dieses *'āina* mit seinen in den Himmel ragenden Gipfeln. Wenn dein Friede und deine Erhabenheit doch nur immer mein Bewusstsein erfüllten...

Mahalo meiner wunderbaren *'ohana* in Hawaii *nei*, dass ihr so seid wie ihr seid! Ich danke allen *nā kūpuna* aufrichtig für ihre vergangene und gegenwärtige Unterstützung und ihren Segen.

Ich danke meinem Verlagsteam, besonders Ernest Rose, dem erfinderischsten und geduldigsten Marketingdirektor der Welt, und Zelda Nash, meiner außergewöhnlichen Lektorin. Vielen Dank auch an Simone Kalla, meiner Schülerin, Übersetzerin und Lektorin der deutschen Ausgabe dieses Buchs – you are awesome! Ein großes *mahalo nui loa* an Kaliko Beamer Trapp für seine Kenntnisse der hawaiianischen Sprache und seine wertvolle Hilfe sowie an Aunty Nona Beamer für ihre stetige Ermutigung im frühen Stadium dieser zweiten Ausgabe.

Herzlicher Dank gebührt auch meinem langjährigen Verwaltungsmitarbeiter Paul Rambo, der mir dabei half, vielen anderen zu helfen, und meinem Co-Ausbilder Daniel Albers, der den *Lomi*-Kursen viele Jahre Rhythmus und Ausdauer verliehen hat. Dank an Wynelle Lau für ihre Hilfe bei den Aufnahmen der neuen Fotos des fünften Kapitels, für die das Kalani Oceanside Retreat den schönen Rahmen bildete. Ein herzliches *aloha* an Robert für seinen reinen, beständigen Charakter. *Mālama pono* an Aunty Mahealani und die anderen *haumāna*, die mir beim Verständnis dieser Lehren halfen.

Ich möchte noch einmal Sonja Vogel danken, die das Bild eines *kahuna lomilomi* malte, der an einer Hawaiianerin arbeitet, das den Einband der ersten und zweiten Ausgabe dieses Buchs ziert.

Die Hawaiianische Sprache

Bis zum Anfang des 19. Jahrhunderts war die hawaiianische Sprache nur eine gesprochene und keine Schriftsprache. Laute, Gesänge und Bewegungen waren die einzigen Verständigungsmittel. Nach Ankunft der Missionare aus Neuengland im Jahr 1820 wurden die gesprochenen Laute in 12 Buchstaben übersetzt. Der Knacklaut ('), der um 1900 offiziell eingeführt wurde, wird 'u'ina oder 'okina genannt und bezeichnet eine Trennung oder ein Abschneiden eines Lautes (o'o wird wie o-oh ausgesprochen). Die Aussprache ist entscheidend, da die Bedeutung eines Wortes von der Betonung abhängig ist.

Vokale: a e i o u

Konsonanten: h k l m n p w '

Ein Längezeichen oder Balken über dem Vokal (ā) wird kahakō genannt und verlängert den Vokallaut. Anstatt bei der Mehrzahlform eine Endung anzuhängen, steht vor einem Hauptwort dann meist nā. Im Hawaiianischen wird die Mehrzahl also nicht durch das Anfügen einer Endung ausgedrückt. Das „w" wird meist wie ein deutsches „w" ausgesprochen, außer wenn es am Anfang eines Wortes steht. Dann wird es wie ein englisches „w" ausgesprochen. Hawai'i wird also „ha-wai-i" ausgesprochen.

	(kurzer Vokal)		(langer Vokal)
A	„a" wie in machen	ā	„ah" wie in Vater
E	„e" wie in nett	ē	„eh" wie in Pflege
I	„i" wie in Inder	ī	„ih" wie in Liebe
O	„o" wie in Wolke	ō	„oh" wie in wohnen
U	„u" wie in Mutter	ū	„uh" wie in Blume

In der lateinischen und spanischen Sprache werden die Vokale im allgemeinen genauso ausgesprochen. Im Hawaiianischen werden alle Vokale ausgesprochen und Doppelvokale, die durch ein 'okina getrennt sind, werden getrennt ausgesprochen:

DIE HAWAIIANISCHE SPRACHE

a'a a'o a'u e'i e'o i'a i'i o'o o'u u'a u'i u'u

„Der", „die" oder „das" wird durch *ke* oder *ka* ausgedrückt (*nā* für Mehrzahl). *Ke* oder *ka* kann vor jedem Hauptwort stehen, das nicht in der Mehrzahlform ist:

ke aloha = (die) Liebe; *ke kuli* = das Knie; *ke kauka* = der Arzt; *ke kakahiaka* = der Morgen

ka wai = das Süßwasser; *ka mahina* = der Mond; *ka lolo* = das Gehirn; *ka hale* = das Haus

nā kūpuna = die Ältesten oder Vorfahren; *nā hāle* = die Häuser/ Orte

Heute wird die hawaiianische Sprache intensiv in Schulen gelehrt und die University of Hawai'i bietet Kurse in der hawaiianischen Sprache und Kultur an. Um die Sprache zu modernisieren, hat man viele neue hawaiianische Wörte, z.B. für Computer und Fernsehen, hinzugefügt. Das wird von manchen Hawaiianern kritisiert, die das Wesen der Sprache dadurch verfälscht sehen.

Heute ist sowohl die ausschließlich alte Schreibweise korrekt als auch diejenige, in der man konsequent alle diakritischen Zeichen einfügt. Wir haben uns in diesem Buch entschieden letztere zu verwenden, außer bei bestimmten Titeln und Wörtern oder wenn die Ältesten darum baten, die ursprüngliche Schreibweise ihrer Namen nicht zu verändern.

Diese kurze Einführung soll Ihnen ein Gefühl für die Sprache und ein besseres Verständnis der Begriffe und Gebete in diesem Buch vermitteln. Falls Sie sich eingehender mit der hawaiianischen Sprache beschäftigen möchten, können Sie sich an die University of Hawai'i wenden. Ich empfehle Ihnen auch das Online-Wörterbuch www.ulukau.org und *Ka Ho'oilina: Puke pai 'Ōlelo Hawai'i (The Legacy: Journal of Hawaiian Language Source)*, das von der Kamehameha Schools Press zusammen mit der University of Hawai'i Press für Alu Like veröffentlicht wird.

E wehe i ka umauma i ākea.

Öffne deine Brust weit, so dass viel Platz in ihr ist.

Sei zu allen großzügig und freundlich.

1

Hawaiian Style

Hawai'i : Ein Ort der Heilung

Es ist beinahe unmöglich, hawaiianische *lomilomi* zu verstehen, ohne etwas über Hawai'i zu wissen. Was ist das für ein Gefühl, das einen erfüllt, wenn man einen tropischen Sonnenuntergang sieht, in eine saftige Mango beißt, den süßen Duft einer Frangipani-Blüte riecht oder die Gischt des Ozeans auf dem Gesicht spürt? Man fühlt den nahenden Regen noch vor seiner Ankunft, gewöhnlich ist er warm und sanft und die Erde nimmt ihn dankbar auf. Hawai'i verfügt über alle sinnlichen Genüsse, die jedes tropische Paradies zu bieten hat, und besitzt zusätzlich eine verjüngende Kraft.

Stellen Sie sich nun vor, wie diese Essenz jede Zelle Ihres Körpers bis tief in die Knochen hinein erfüllt. Jede empfindsame Seele kann die Heilkraft der Inseln spüren; es genügt, die Luft zu atmen oder den Sand zu berühren. In Hawai'i nennen wir das *mana* – die Kraft und Vitalität, die diese Inseln durchdringen – und wie Hawai'i ist auch die *lomilomi*-Massage reich damit gesegnet.

Hawai'i gehört zu den abgeschiedensten Orten auf diesem Planeten, was zu seiner relativen Unberührtheit und Unverschmutztheit beigetragen hat. Es hat sein eigenes empfindliches Ökosystem und existiert scheinbar ein wenig außerhalb von Zeit und Raum. Außerdem ist es rau und urtümlich, wie man im Hawai'i Volcanoes National Park[5] beobachten kann, wo sich glühende Lava explosionsartig ins Meer ergießt. Hawai'i ist die Manifestation einer aus Steinen geborenen Fruchtbarkeit, einer aus Kargheit entstandenen Üppigkeit. All dies verleiht *lomilomi* eine Intensität und transformierende Kraft, die es von anderen Methoden der Körperarbeit unterscheidet.

Wenn Sie Hawai'i noch nicht erlebt haben, stellen Sie sich vor, wie es wäre, in einer Umgebung voller leuchtenden Farben und Regenbogen zu leben, in der man wirklich reine Luft atmet. Die Passatwinde streicheln die Haut, die Düfte umschmeicheln die Nase und die Klänge der Natur verwöhnen die Ohren. Das Meer hat das ganze Jahr hindurch die ideale Temperatur zum Schwimmen und die Strände bestehen aus vulkanischem weißen, schwarzen, roten oder olivgrünem Sand. Die kühlen Berge mit ihren saftigen, grünen Teppichen und Baldachinen aus Blättern erquicken den Geist. Die Erde scheint mit einem zu reden, während sich die Sinne ihren Geschenken öffnen, und sie hört einem auch zu.

Auf der südlichsten Insel Hawai'i, die auch Orchid Isle (Orchideeninsel), Big Island oder auch seit kurzem Healing Island (Insel der Heilung) genannt wird, finden sich alle außer zwei Klimazonen dieser Erde. Nach den kurzen winterlichen Unwettern sind die Gipfel von Mauna Kea (weißer Berg) und Mauna Loa (langer Berg) auf der Big Island von Schnee bedeckt. Wo immer man sich auf ihr befindet, nie ist man mehr als ein paar Stunden von tropischen Regenwäldern, Küsten und Stränden, Wasserfällen oder brodelnden Vulkanen entfernt. Auf dieser Insel, die meine Heimat ist, ist dieses Buch entstanden.

Viele Jahrhunderte lang versorgten Land und Meer die Hawaiianer reichlich mit allem, was sie brauchten. Die Nahrungsquellen, z.B. Fische, waren gewöhnlich nur einen Fußmarsch entfernt. Stets waren der Ozean und die

Berge in Sichtweite. Es gab keine strengen Winter, die es zu überstehen galt. Die Bewohner jedes Landstrichs passten sich ihrer einzigartigen Umgebung an und beschäftigten sich in ihrem Alltag hauptsächlich mit dem Sammeln, Anbau und Aufteilen der Nahrung. Die Dörfer waren klein und innerhalb der Familien gab es einen engen Zusammenhalt.

Für die damaligen Menschen war dieser herrliche Ort mit seiner fruchtbaren Natur die einzige Wirklichkeit. Sie waren Gott dankbar und lebten in Verbundenheit mit den Naturgeistern. Ihre Heilkunst spiegelt diese einzigartige und innige Verbindung mit dem 'āina (Land) wider.

Es ist leicht, die Vergangenheit und ihre Menschen zu romantisieren. Begriffe wie „uralt", „magisch" und „heilig" haben den wirtschaftlichen Wert von mancher zeitgenössischer *lomilomi*-Vermarktungsstrategie enorm gesteigert. In Wirklichkeit hatten die eingeborenen Hawaiianer ihre Stärken und Schwächen wie alle anderen Kulturen auch. Es gab wirksame wie manipulative Heilpraktiken, weise wie habgierige Anführer und nützliche wie zerstörerische Bräuche. Trotzdem war und ist *lomilomi* eine wirklich ganzheitliche und einzigartige Heilkunst, die uns auch heute noch viel zu bieten hat.

Traditionelle Lebensweise

In der Zeit vor dem ersten europäischen Kontakt lebte das hawaiianische Volk sehr gesund. Dank der ergiebigen Regenfälle konnte man mehrmals am Tag baden – erst in *kai* (Salzwasser), danach in *wai* (Süßwasser). Anschließend rieb man die Haut mit Kokosnussöl ein. Die Hawaiianer arbeiteten hart und lebten nur von dem, was ihnen die Natur gab. Sie waren erfahrene Gärtner und Fischer und züchteten Fische in küstennahen Teichen, die sie so anlegten, dass das Wasser durch Meer, Bäche oder Quellen frisch gehalten wurde. Sie hatten das große Glück, das ganze Jahr über unter äußerst günstigen Bedingungen anbauen, jagen und fischen zu können.

Einige *kāhuna* (Meister und Priester) bauten in den Gärten neben den *heiau hoʻola* (Heiltempeln) frische Kräuter für ihre Arzneien an und sammelten weitere Zutaten im Regenwald oder am Strand. Außerdem hatten sie einen Vorrat an *kukui*-Nüssen, Kokosnüssen und getrockneten Kräutern, mit denen sie in Kalebassen, Kürbisflaschen und Kokosnussschalen Arzneien anrührten. Zum Zerstoßen der verschiedenen Mischungen aus Wurzeln, Rinden, Sträuchern, Blättern, Pflanzensäften, Früchten, Algen und Farnen wurden Steinmörser (z.B. *poi*-Mörser, um *taro* zu stampfen)[6] verwendet. Manchmal wurden auch tierische Substanzen wie Urin, Fisch und kleine Meerestiere hinzugefügt. *Paʻakai* (Salz), *lepo ʻalaea* (roter Ton) und *lehu* (Asche) lieferten Mineralien. Manche Arzneien erwärmte man mit im Feuer erhitzten Steinen. Einläufe und Dampfbäder förderten die innere Reinigung[7].

Die Menschen wussten, dass Nahrung die beste Medizin ist. Im Krankheitsfall verabreichte der *kahuna* bestimmte Nahrungsmittel und Kräuter. Nach der Genesung schloss man die Behandlung ab, indem man den Patienten noch eine bestimmte Zeit eine andere verschriebene Kost zu sich nehmen ließ, die *pani* genannt wurde (abschließende Nahrung).

Zwangsläufig führte man ein körperlich sehr aktives Leben und ernährte sich fettarm, ballaststoff-, vitamin- und mineralstoffreich. Zu den im Überfluss vorhandenen Grundnahrungsmitteln zählten Kräuter, Süßkartoffeln, frische Früchte, Fisch, *taro*, Brotfrucht und Algen. Später führten die Fremden Schweine, Limonade, Alkohol, Büchsenfleisch, künstliche Farbstoffe, raffinierten Zucker, geschälten Reis und andere ungesunde Nahrungsmittel ein, die Teil der einheimischen Ernährung wurden. Heute leiden die Hawaiianer an all den Wohlstandskrankheiten, die in Gesellschaften verbreitet sind, deren Ernährung einen hohen Anteil an gesättigten Fettsäuren, Chemikalien und Zucker hat, d.h. an Diabetes (Nieren und Hormone), Krebs (Immunsystem), Drogenmissbrauch (Leber), Bluthochdruck und Herzkrankheiten (Kreislauf). Allzu oft sieht man ungepflückte Zitrusfrüchte in den Gärten verfaulen, während die Supermarktregale mit teuren, importierten Nahrungsmittel gefüllt sind, die häufig mit Lebensmittelmarken gekauft werden. (Sozialhilfeempfänger bekommen in den U.S.A. Lebensmit-telmarken.)

Doch auch heute noch leben viele Hawaiianer wie bereits ihre Eltern vom Meer und Land und fischen, pflanzen und ernten täglich. In der 'ohana nui (erweiterten Familie) der Big Island gibt es viele Einwohner, die wie Uncle Robert Keliihoomalu aus Kalapana eine enge Bindung zum 'āina haben und als „lebende Schätze" gelten. Uncle Robert verkörpert auf eine klassische Weise all das, worauf man in der alten hawaiianischen Lebensart Wert legte. Wenn er einen in seinem ethnobotanischen Garten herzlich willkommen heißt und zu den angrenzenden Lavafelder führt, hat man das Gefühl, dass man eine Reise in die Vergangenheit unternimmt. Seine 'ohana hat 50 verbreitete, einheimische und endemische Pflanzen gemäß ihrer Verwendung in Handwerk, Ernährung und Medizin bestimmt. Er bezeichnet sich selbst als Jungen vom Land und strahlt „oldstyle aloha" aus. Sein Lächeln berührt das Herz und seine selbstgemachten Suppen und Kräutertees erfreuen den 'ōpū (Magen oder Bauch).

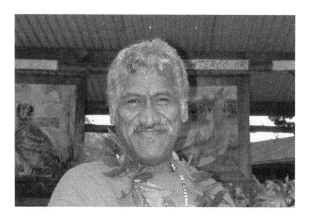

Der verheerende Lavastrom, der den schwarzsandigen Strand von Kalapana 1990 unter sich begrub, machte um sein Grundstück einen buchstäblichen Bogen. Heute ist sein Haus, das von 3 Hektar fruchtbaren Landes umgeben ist, ein Treffpunkt für seine Kinder und Enkel, sowie für andere Hawaiianer und Menschen, die sich in ihrem Herzen als Hawaiianer fühlen. Er ist ein religiöser Mann, der als Katholik geboren und erzogen wurde und ein Bewahrer der hawaiianischen Werte und Unabhängigkeit. Als gewähltes Mitglied der wiedereingesetzten, rechtmäßigen Regierung der hawaiianischen Inseln (*Reinstated Lawful Government of the Hawaiian Islands*) träumt er von Wahrheit und Gerechtigkeit für das hawaiianische Volk und arbeitet an deren Verwirklichung, besonders was Autarkie, Eigentum der königlichen Ländereien und Souveränität nach über 100 Jahren „gesetzwidriger Besatzung des hawaiianischen Landes und dem gewaltsamen Sturz des hawaiianischen Königreichs durch die Vereinigten Staaten" betrifft. Wie viele in Hawai'i geborene Menschen hegt er den innigen und brennenden Wunsch, dass das hawaiianische Land in hawaiianischer Hand sein möge. Er lehrt, dass die Schönheit Hawai'is aus *aloha* – Liebe, Miteinanderteilen und Füreinandersorgen – besteht, und dass das Land für die Menschen sorgt, wenn die Menschen *malama 'āina* (sich um das Land kümmern).

Zusammenfassung der Geschichte

Das Studium der hawaiianischen Kultur wird „Hawaiiana" genannt – ein Begriff, der vor einigen Jahrzehnten von Aunty Nona Beamer geprägt wurde, einer Pädagogin und *kumu hula* (Hula-Lehrerin). Wer die Geschichte und Kultur des hawaiianischen Volks kennt, kann *lomilomi* besser würdigen und entwickelt ein tieferes Verständnis der hawaiianischen Auffassung von Heilung.

Eine der heute im Bernice P. Bishop Museum in Honolulu am häufigsten gestellte Frage ist: Woher kamen die Hawaiianer? Trotz fehlender schriftlicher Belege vermuten die meisten Experten, dass das hawaiianische Volk ursprünglich von den Marquesas-Inseln kam, die 3033 km südöstlich von Hawai'i liegen. Sie glauben, dass sich die Polynesier ca. 1500 v.Chr., nachdem sie Indonesien verlassen hatten, zuerst auf Tonga und Samoa niederließen, bevor sie im 1. Jhd. n.Chr. zu den

Marquesas-Inseln und nach Tahiti aufbrachen. Man geht davon aus, dass die Reisenden zwischen 500 und 700 n.Chr. von den Marquesas-Inseln in nördlicher Richtung nach Hawai'i segelten, während die Tahitianer kurze Zeit später in südwestlicher Richtung nach Neuseeland segelten und dort zum Volk der Maori wurden.

Obwohl nur sehr wenig über die alte hawaiianische Kultur bekannt ist, ist man sich allgemein einig, dass die Menschen vor der Ankunft der tahitianischen Krieger im 13. Jahrhundert ein relativ friedliches Leben führten und in ihrem weitläufigen, fruchtbaren Land im Einklang mit der Natur und ihren Mitmenschen lebten. Das Führen erbitterter Kriege war für sie vermutlich nicht so überlebenswichtig, wie es zweifellos auf den benachbarten Inselgruppen des gesamtem östlichen Südpazifiks der Fall war.

Polynesische Gesänge und Geschichten schildern, welch hohen Stellenwert Familie, Fertigkeiten und das Verständnis der Naturphänomene genossen. Der größte Teil der Geschichte wurde in mythologischen Gesängen wie dem berühmten Schöpfungsgesang *Kumulipo* mündlich überliefert. Die von den Hawaiianern verwendeten Worte für die Dinge zeigen, dass für sie alles heilig und eins mit dem Geist war. Die spirituelle Realität war ihre ganze Wirklichkeit und die solide Grundlage für ihre Achtung vor dem *'āina* und voreinander. Niemand brauchte den Besitz seines Nachbarn zu begehren. „Bei den Menschen der Vergangenheit", schrieb der Autor Samuel Manaiakalani Kamakau, „lebten die Familien 53 Generationen lang selbstbestimmt und ... niemand wurde zum Häuptling des anderen gemacht." Doch vielleicht ist das nur eine allzu menschliche Spekulation.

Unter der Führung des mächtigen und unbarmherzigen Häuptlings Pā'ao eroberten tahitianische Krieger um 1250 n.Chr. Hawai'i und veränderten die alte hawaiianische Kultur endgültig. Viele Aspekte der Gesellschaft verschlimmerten sich und degenerierten. Landeigentum, Klassensystem, Sklaverei, Krieg und das *kapu* (Tabu) verdrängten die harmonische Lebensweise. Der soziale Status eines Menschen wurde wichtiger als spirituelle oder familiäre Werte. Neue Götter wurden verehrt, Krieg breitete sich aus und manchmal wurden die *kapu*-Gesetze übertrieben streng und rigoros angewandt. Man nimmt an, dass viele Hawaiianer in Kriegszeiten Schutz in Berghöhlen suchen mussten, um sich dort vor den grausamen Häuptlingen zu verstecken. Die andere Möglichkeit war, sich zu ergeben und Sklave in der eigenen Heimat zu werden – oder zu sterben. Die Menschen konnten allerdings auch zu besonderen Zufluchtsstätten fliehen, die *puʻuhonua* genannt wurden, um dort Sicherheit und Vergebung zu finden.

Schließlich vereinte der mächtige Kamehameha der Große die Inseln und beendete damit die zahlreichen Kriege innerhalb des Landes. Ein ausgeklügeltes System von sozialen Rängen und Tabus sorgte für Ordnung im Volk. Obwohl diese vom *kapu* beherrschte Zeit zahlreiche extreme Auswüchse hatte, gab es auch viele weise Gesetze, die das Volk vor kurzsichtigem Verhalten bewahrten, z.B. Bräuche, die die Ausbeutung der Natur verhinderten und die stete Verfügbarkeit von Nahrung, sauberem Wasser und Land, sowie Gesundheit und Wohlstand der Gesellschaft gewährleisten sollten. Über diese Epoche wissen wir in Bezug auf Handwerk, Medizin, Wissenschaften, Landwirtschaft, Bekleidung, *hula*, Lieder und religiösen Glauben sehr viel. Abgesehen von einigen Petroglyphen und *tapa*-Drucken (dekoriertem Stoff aus Baumrinde) gab es nur die mündliche Verständigung.

Die zweite große Einwanderungswelle von Fremden bestand aus Europäern, die Krankheiten einschleppten, die in der Bevölkerung grausam wüteten. Captain Cook kam im Jahr 1778 an. Nach Jahrhunderten gesunder Abgeschiedenheit von den Seuchen der restlichen Welt verbreiteten sich die Geschlechtskrankheiten seiner Matrosen schnell und Zehntausende von Eingeborenen erlagen ihnen. Während des 19. Jahrhunderts forderten Keuchhusten, Lepra, Grippe, Masern, Pocken, Diphtherie, Cholera, Beulenpest und Scharlach einen hohen Tribut und töteten zwischen 10 und 25% der Menschen in jeder der aufeinander folgenden Epidemien. Schon vor 1819 waren die Hawaiianer mit Tabak und Alkohol bekannt gemacht worden. Das *kapu* und die Gesetze des Landes wurden kurz darauf außer Kraft gesetzt und es dauerte nicht lange, bis alle medizinischen *kāhuna* und *heiau* (Tempel) von europäischen Ärzten und Kirchen ersetzt worden waren.

Um 1850 war die Zahl der Einheimischen auf 82.000 gesunken, während sie sich nur 75 Jahre früher noch auf 300.000 belaufen hatte. Am Ende des Jahrhunderts waren die christlichen Missionare – im Guten wie im Schlechten – in jeden Bereich der hawaiianischen Kultur eingedrungen, dicht gefolgt von gierigen Geschäftemachern, die oft ebenfalls Kirchenmänner waren, in die königlichen Familien einheirateten und mit ihren politischen Ideen die Herrscher beeinflussten. Die Großzügigkeit der Inselbewohner und die strategische Lage der Inseln sorgten dafür, dass sich fremden Regierungen eine einmalige Chance zum Geschäftemachen bot. Es dauerte nicht lange und das hawaiianische Volk hatte den Großteil seiner eingeborenen Bevölkerung, seine geliebte Königin Liliʻuokalani[9], seine Souveränität und königlichen Ländereien verloren.

Das 20. Jahrhundert brachte die Plantagen, Einwanderer und schließlich die Erklärung zum US-Bundesstaat. In den letzten dreißig Jahren haben die einheimische Kultur und Sprache dank Ereignisse wie der Rundsegelreise des Doppelrumpfkanus *Hōkūleʻa* allmählich wieder an Bedeutung gewonnen.

Heute sind die einheimischen Hawaiianer ein stolzes, wenn auch allzu oft ein körperlich ungesundes Volk, das man von Staat und westlicher Kultur abhängig gemacht hat. Aber Geist und Seele der *kānaka maoli* sind immer noch stark und ihre Kultur wird auf der ganzen Welt verehrt und geachtet. Wie die hawaiianische Sprache und *hula* bahnen sich auch Heilkünste wie *lomilomi* langsam den Weg zurück in ihren Alltag und stoßen weltweit auf Interesse.

'Ike nō i ka lā o ka 'ike;
mana nō i ka lā o ka mana.

Wissen am Tag des Wissens,

mana am Tag der *mana*.

Wissen und *mana* – beides hat seine Zeit.

2

Was ist Lomilomi?

Definition einer Kunst

Lomilomi ist die traditionelle Massage aus Hawai'i, die durch viele Generationen von Inselbewohnern entwickelt wurde. Im Zentrum von *lomilomi* steht ein Bewusstseinszustand, der den Zauber und die *aloha* Hawai'is reflektiert. Dabei werden der Körper und seine Energiebahnen durch das sanfte, aber bestimmte Lockern, Lösen und Lieben des weichen Gewebes gereinigt, verwandelt und energetisiert. *Lomilomi* besteht außerdem aus Loslassen und Vergeben, wodurch alle Aspekte des Selbst harmonisiert werden. *Lomilomi* ist nicht nur ganzheitlich und heilig, sondern auch einfach anzuwenden.

Der wichtigste Aspekt von *lomilomi* besteht aus einem ehrlichen und natürlichen Umgang mit dem eigenen Selbst, dem *'āina*, den *'aumākua* (geistigen Führern oder Wächtern), dem Klienten und *Akua* (Gott). *Lomilomi* ist die „handgreifliche" Manifestation von *aloha* und bedingungsloser Liebe, die dem weichen Körpergewebe auf kunstvolle Weise mitgeteilt wird.

Wie alle Heilkünste hat sich auch *lomilomi* im Laufe von Jahrtausenden entwickelt. Sowohl die asiatischen Heilkünste als auch die europäischen Methoden beeinflussten sie. Es ist nicht schwer, die Techniken zu erlernen, doch für ihre richtige Anwendung und Meisterschaft benötigt man Jahre. Gemessen an modernen Maßstäben sind die Griffe relativ einfach und viele ähneln den klassischen europäischen Techniken der Tiefengewebsarbeit.

Eines der größten Missverständnisse über *lomilomi* ist, dass sie bestimmte Techniken oder einen besonderen Ablauf vorschreibt. Doch wahrscheinlich gibt es von *lomilomi* mehr Versionen als von irgendeiner anderen Art der Körperarbeit. Bei hawaiianischer *lomilomi* existieren so viele Stile wie Praktizierende. Alle bedeutenden, ursprünglichen Behandelnden praktizierten *lomilomi* auf ihre Weise. Jede Insel, jede Großfamilie, jede *ahupua'a* (Landaufteilung vom Ozean zu den Bergen) und jede Heilmethode war einzigartig.

Trotz ihrer Vielfältigkeit umfasste *lomilomi* stets Körper, Geist und Seele, wenn auch anders als heute. Es gab viele regelmäßig angewandte Formen von Geistheilung, Fernheilung, Exorzismus und Telepathie. *Lomi* beinhaltete Massage oder Körperarbeit, doch am wichtigsten war der Bewusstseinszustand, der sowohl das Bewusstsein des Gebenden als auch des Empfangenden einschloss. Mein „*lomilomi*-Kuchen" zeigt, dass die eigentliche Massagetechnik lediglich ein Teil der *lomilomi*-Behandlung war:

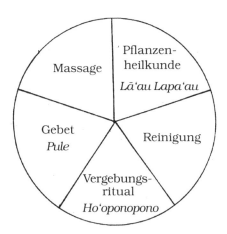

WAS IST LOMILOMI?

Eine unbeschriebene Kunst

Einer der Gründe für die Schwierigkeit über *lomilomi* zu schreiben ist, dass sie eine im Grunde unbeschriebene Kunst ist. Im Gegensatz zu z.B. Shiatsu nach Namikoshi in Japan ist sie keine landesweit einheitliche Massageform und wurde nicht schriftlich festgehalten.

Es ist hauptsächlich den wunderbaren *oli* (Gesängen) und dem in dieser Kultur so geschätzten guten Erinnerungsvermögen zu verdanken, dass bestimmte Familientraditionen viele Generationen hindurch überlebten. Manche Traditionen überlebten diese lange Zeit überraschend unversehrt, waren jedoch ausschließlich einem bestimmten Familiengeschlecht vorbehalten und von anderen getrennt. Der *kahuna lāʻau lapaʻau* (Kundige/r der Pflanzenheilkunde) beherrschte die Kunst des Zusammenstellens der Heilmittel, des Sammelns und Kultivierens von Geheimnissen. Er wusste, wann bestimmte Praktiken oder Substanzen *kapu* waren und gab dieses Wissen weiter.

Nachdem die Missionare den Eingeborenen das Lesen und Schreiben gelehrt hatten, schrieben die Pflanzenheilkundigen viele Kräuterrezepte und Heilungsberichte in hawaiianischer Sprache auf. Doch nach und nach unterband das De-Facto-Gesundheitsministerium der vorläufigen Regierung das Praktizieren der traditionellen Heilkunst und stellte es unter Strafe. Zudem hatten viele Eingeborene vor den teilweise abergläubischen und gefährlichen Praktiken der *kāhuna* verständliche Angst, denn häufig betrieben diese Zauberei oder belegten andere mit Flüchen. Viele Hawaiianer zogen das Christentum und die Geborgenheit eines vergebenden Gottes dem strengen *kapu*-System vor.

Lomilomi bestand zu keiner Zeit aus Bücherwissen. Die hawaiianische Art und Weise etwas zu lehren und mitzuteilen ist immer ein persönliches Geschenk gewesen, das der *kumu* (Lehrer, Quelle) einem auserwählten Schüler auf nichtschriftliche Weise machte. Es war keine geschäftliche Angelegenheit und es gab keine Massageschulen, die man besuchte. Die ursprüngliche Lernmethode bestand im wesentlichen aus persönlicher

Beobachtung und Nachahmung und begann erst dann, wenn sich der Schüler als bereit, würdig und wirklich ernsthaft interessiert erwiesen hatte. In allen Künsten, ob beim Kanubau oder beim Heilen von Knochenbrüchen, beobachteten die dazu bestimmten Neulinge ihren *kumu* erst einige Jahre und wurden daraufhin beim Nachahmen der Arbeit überwacht. Es gab keine Lehrbücher, lange Erklärungen, ausführliche Beurteilungen oder Zeiten für Fragen und Antworten.

Hawaiianische *lomilomi* galt immer – und bei den einheimischen Inselbewohnern ist es noch heute so – als heilige Heilkunst, die der *kahuna* direkt und genau an ein auserwähltes, jüngeres Familienmitglied weitergab. Interessanterweise bekamen Anfänger nur selten selbst eine Behandlung, was bei heutigen Massageausbildungen als unverzichtbar gilt.

Diese Lernmethode der stillen, respektvollen Beobachtung wird auch heute noch praktiziert, besonders in den *hālau hula* (Schulen für hawaiianischen Tanz). Laut Kapiiohookalani Lyons Naone aus Maui, einem Praktizierenden traditioneller *lā'au lapa'au*, sollte traditionelles Lernen einem bestimmten Muster folgen: *nānā* (mit allen Augen sehen), *ho'olohe* (mit allen Ohren hören), *hana ka lima* (Gebrauch der Hände) und *pa'a ka waha* (Stillsein).

Der analytisch geprägten westlichen Denkweise erscheint diese Beziehung zwischen Lehrer und Schüler ungewöhnlich streng. Es scheint, als gäbe es nicht genügend Dialog – das „Wiederholungsknöpfchen" fehlt. Doch die Hawaiianer glaubten, dass die Schüler ihre volle Aufmerksamkeit in ihren Augen und Ohren konzentrieren sollten. Beobachte was passiert! Sieh hin, hör zu und atme! Mit der Zeit wirst du verstehen, wenn du bereit bist.

Hawaiianische Tradition

In der echten hawaiianischen Tradition gibt man eine *lomilomi*-Behandlung immer umsonst (oder gegen eine Spende), so wie man einem geliebten Menschen ein besonderes Geschenk macht oder der warme Regen dem hawaiianischen Land neues Leben schenkt. Noch bis vor kurzem berechnete man dem anderen niemals etwas für das Teilen eines Gottesgeschenks und jede Heilung galt als göttliches Geschenk.

Als in den 1960er Jahren die aktuellen staatlichen Zulassungsgesetze in Kraft traten, gab es nur europäische und asiatische Massage gegen Bezahlung – doch niemals *lomilomi*. Die Mehrzahl der Kunden waren Seeleute sowie Geschäftsmänner aus Übersee und eine einstündige Massage kostete ungefähr 5 Dollar. Die Einheimischen verließen sich dagegen auf die Ältesten in ihrer Nachbarschaft, die beteten, bestimmte Pflanzen verwendeten und jedem eine *lomi*-Massage gaben, der ihrer bedurfte – ohne Bezahlung. Sie nahmen Geschenke der Wertschätzung wie z.B. Nahrung an, doch niemals Geld. Noch heute ist es sehr wichtig, von seinem *kanaka maoli* Lehrer den persönlichen Segen zu erhalten, um den zukünftigen Beruf des *lomilomi*- oder *lā'au lapa'au*-Praktizierenden auszuüben oder zu unterrichten.

Wenn man in sehr ländliche Gebiete reist, nimmt das Wort „umsonst" eine ganz neue Bedeutung an. Hier kann man in den tropischen Rhythmus der Natur eintauchen und mit ihm leben. Man ernährt sich von den frischen Früchten der Saison und pflanzt und fischt im Einklang mit dem Mond. Man teilt und tauscht die Schätze der jeweiligen Jahreszeit mit seinen Nachbarn. Man vertraut der Weisheit der Ältesten und isst die Kräuter, die sie einem geben. Alle können sich bei Bedarf aufeinander verlassen und niemand muss Mangel leiden. Diese Methode der *kōkua* (Zusammenarbeit) versorgt jeden in der Gemeinschaft reichlich mit allem, was er braucht. Es ist einfach überflüssig etwas zu berechnen, weil es gar nicht um Geld geht.

Heute ist *lomilomi* so populär geworden, dass sie allzu oft von Konkurrenz geprägt ist. Während sie manchen zur Erhöhung ihres persönlichen Status dient und sie für die Massagebranche ein weiteres Angebot in einer Wellness-Einrichtung oder Massagepraxis ist, ziehe ich es vor, sie als ein sich entwickelndes, traditionelles System zu betrachten, das der Welt das Beste aus alten und neuen Konzepten bietet. Wir leben in einer kritischen Zeit. Es scheint, dass die Menschheit eine beschleunigte Bewusstseinsentwicklung erlebt. Viele wollen und benötigen mehr als die Heilangebote der allopathischen und alternativen Gesundheitsfürsorge.

Die Kraft der *Lomilomi* -Massage

Lomilomi kann nicht nur neue Heilungsperspektiven aufzeigen, sondern ist zudem ziemlich unkompliziert. Massage ist eines der simpelsten Mittel den Körper zu pflegen – sie hält das Gewebe geschmeidig, die Flüssigkeiten bleiben in Bewegung, die Gefühle werden geklärt, die Nerven beruhigen sich und Energie kann fließen.

In der hawaiianischen Tradition geht jeder berührenden Massage sowie den meisten anderen spirituellen Bemühungen eine Reinigung voraus. Der Körper wird auf physischer, emotionaler und spiritueller Ebene gereinigt. Es ist genauso wichtig, die sinnlosen Gedanken des Klienten *pono* zu machen (neu auszurichten, zu korrigieren), wie dessen körperliche Probleme zu behandeln. Individuelle Bindungen zu negativen Menschen, Orten oder Dingen werden mit Hilfe einer höheren Macht korrigiert. Kräuterheilmittel, *ti*-Pflanzen, hawaiianisches Salz, (heiße) Steine, Schwitzhütten, Tauchbäder und *lomi*-Stöcke sind häufig eingesetzte Heilmittel in der traditionellen *lomilomi*-Körperarbeit.

In der Geburtshilfe benutzte man *lomilomi*, um Babys in Steißlage zu drehen und den Geburtsvorgang zu erleichtern. Dazu setzten sich die Frauen in eine abgestützte Hockposition, während man ihren Bauch vorsichtig mit *kukui*-Öl massierte und dabei nach unten strich. Anschließend formte man mit sanfter *lomi*-Massage Kopf, Hände, Rücken, Hüften und Glieder des Kindes.

Manchmal führte man eine *lomilomi*-Behandlung auch einfach nur durch, um Unwohlsein zu lindern. Viele Hinweise im Archiv des Bishop Museums schildern die nützlichen Wirkungen, die von Fremden beobachtet und beschrieben wurden, z.B. Erleichterung bei Völlegefühl, Kopfschmerzen, Erschöpfung und diversen Schmerzen.

WAS IST LOMILOMI?

Eine Aufzeichnung aus dem Jahr 1775 lautet: „Die *ali'i* ... hatten Diener, die ihnen die Fliegen durch Fächeln vertrieben und sie massierten." W.D. Alexander schrieb über das Gefolge der Königsfamilie: „Einer hielt den *kāhili*-Fliegenwedel, ein anderer den Spucknapf und wieder ein anderer saß und wartete, um auf Wunsch *lomilomi* zu geben." In den späten 1830er Jahren erzählte James Jarves von einem alten Häuptling aus Kaua'i, „der seinen Körper der Behandlung durch zwei alte, aber geschickte Frauen überlässt." Charles Nordhoff, der die Inseln in den 1870ern besuchte, schrieb, dass „man sich zum Zweck einer *lomilomi*-Behandlung auf eine Matte legt, seine Kleidung lockert oder auszieht, wenn man dies bevorzugt, als ob man sich zur Nachtruhe begäbe. Je weniger Kleidung man trägt, desto vollkommener kann sich die Prozedur vollziehen. Daraufhin nähert sich ein fülliger Eingeborener mit weichen, fleischigen Händen, aber festem Griff, der den ganzen Körper auf kunstvolle, merkwürdige Art greift und drückt *[sic]*. Jeder müde Muskel wird „mit unerschöpflicher Geduld bearbeitet und geknetet."

Aus dem Jahr 1939 stammen Hinweise auf eine „Geh-Massage", bei der die Praktizierenden „ihr Gewicht durch dicke Stöcke oder Stangen abstützten", während sie die fleischigen Stellen mit ihren Füßen massierten. Alle schriftlichen Aufzeichnungen erklären übereinstimmend, dass diese Methode sehr beruhigend und angenehm war, wenn sie sanft ausgeführt wurde, und dass auf das Trampeln, Stampfen, Quetschen und Kneifen ein angenehmes Entspannungsgefühl und Schlaf folgten. Manche Praktizierende geben *lomilomi*-Behandlungen noch heute auf einer Bodenmatte, was zweifellos die ursprüngliche Methode vor der Einführung von Massagetischen war.

In den heute so verbreiteten Stilen der Tempel-Körperarbeit bezeichnet man den Körper als heiligen Tempel der Seele. Manche Bewegungen ähneln *lua*, der Kampfkunst der *kāne* (Männer). Einst wurde diese kraftvolle, meditative Kunst der *kāne* in den Untergrund gezwungen und fand bald darauf Ausdruck in dem von

Männern getanzten *hula*. Viele Hand- und Fußbewegungen des *lua* finden sich auch in der Tempel-Köperarbeit wieder, bei der man um den Tisch „tanzt". Obwohl man die alten Formen der *lomi* (oder *romi*, wie sie im Südpazifik heißt) mit Händen und Füßen ausübte, während der Patient auf einer gewebten Matte auf dem Boden lag, wird diese Körperarbeit auf einem Massagetisch ausgeführt, wobei ein oder zwei Masseure lange, horizontale Bewegungen mit ihren Unterarmen machen, um Energie zu bewegen. Die Energiearbeit bei diesem Stil der modernen Körperarbeit hat ihren Ursprung in den alten, im *heiau* gelehrten Methoden zur Entwicklung der eigenen Kraft, die man für die *hula*- und Kampfkunstaufführungen benötigte. Obwohl der Druck nicht so stark wie bei traditioneller *lomi* ist, berichten Menschen von der enormen positiven Wirkung einer Massage dieses Stils, die im 8. Kapitel näher beschrieben wird.

Traditionelle *lomi* verbessert den Kreislauf der Körperflüssigkeiten erheblich, wodurch den Zellen Sauerstoff und Nährstoffe zugeführt und Stoffwechselprodukte ausgeschieden werden. Sie besteht aus vielen gleitenden und knetenden Griffen und wirkt wie die klassische Massage besonders auf Kreislauf, Nerven, Muskeln und Skelett.

Ob traditionell, modern oder Tempelstil – *lomilomi* löst zweifellos tiefgreifende körperliche Veränderungen aus. Die heute praktizierten Ganzkörperbehandlungen haben einen rhythmischen Ablauf. Die Bewegungen sind Energie spendend und beruhigend zugleich. Der Atem ist tief. Die innere Haltung ist liebevoll und ehrfürchtig. Im Idealfall sind die Hände „weich wie Wolken", haben jedoch einen festen Druck. Die Behandlung ist ein in der rechten Gehirnhälfte angesiedeltes Erlebnis, bei dem sowohl der Therapeut als auch der Empfänger eine intensive Segnung erfahren und oft in einen veränderten Bewusstseinszustand gleiten. Zum Schluss klingt das wunderbare Gefühl des friedlichen Geborgenseins nach, das den Weg zu Erneuerung, Wiederherstellung und Verwandlung bereitet.

Wirkungen und Gegenanzeigen

Massage erhöht das Bewusstsein des Klienten in den Bereichen, die massiert werden, und Bewusstsein allein kann Heilung bewirken. Massage eignet sich hervorragend dazu, Geborgenheit, Liebe und Vertrauen mitzuteilen. Durch Massage wird der Energiefluss im Klienten ausgeglichen und Lebensenergie zwischen Therapeut und Klient ausgetauscht. Die Massage ist für den Klienten eine Gelegenheit, vom Therapeuten in jeder Beziehung umsorgt und unterstützt zu werden, was ihm das Loslassen der im Alltag angestauten Spannungen ermöglicht. Durch das Lösen von chronischer körperlicher Anspannung kann die damit verbundene emotionale Komponente an die Oberfläche kommen und sich ebenfalls lösen. In intimen Beziehungen (zwischen Partnern oder Familienmitgliedern) ist Massage eine der schönsten Arten Bindung herzustellen und etwas miteinander zu teilen. Darüber hinaus hat Massage verschiedene nützliche Wirkungen auf den Körper:

- **Kreislauf.** Massage erweitert die Blutgefäße, wodurch ihre Funktion verbessert und die Zufuhr von frischen Nährstoffen im Gewebe erhöht wird sowie Stoffwechselprodukte ausgeschieden werden. Knetende und gleitende Griffe fördern den venösen Rückfluss des Blutes zum Herzen, wodurch sich besonders in den Gliedmaßen die Durchblutung verbessert. Massage wirkt wie eine mechanische Reinigung und trägt dazu bei, dass träge Lymphflüssigkeit ausgeschwemmt wird. Gute Lymphzirkulation ist entscheidend für die Ausscheidung giftiger Substanzen aus dem Körper und die Stärkung des Immunsystems.

- **Muskeln und Skelett.** Durch Massage werden feste, verspannte Muskeln gedehnt und entspannt. Massage (besonders Griffe quer zum Verlauf der Muskelfasern) hilft, das Entstehen von Verklebungen zwischen den Muskelfasern zu verhindern. Verklebte Muskelfasern schränken die Bewegungsfreiheit ein. Massage dehnt das die Muskulatur umgebende und stützende Bindegewebe, trägt so zu seiner Gesunderhaltung bei und verhindert ein Verkleben mit dem Muskel. Massage kann bei steifen und geschwollenen Gelenken nützlich sein. Sie verbessert den Muskeltonus durch die mechanische Stimulierung der den Muskelfasern innewohnenden Reflexe, was Menschen hilft, die viel sitzen müssen und keine ausreichende Bewegung haben.

• **Nerven.** Massage ist ein fantastischer Stresskiller. Abhängig von Art und Dauer der Massage und vom momentanen Zustand des Nervensystems kann sie sowohl eine anregende als auch eine beruhigende Wirkung auf das Nervensystem haben. Mit ihrer Hilfe können neurologische Muster „neu programmiert" sowie Schmerzen, emotionale Verpanzerungen und eine Beeinträchtigung der Sinneseindrücke erheblich reduziert werden. Manche Techniken verbessern die motorische Nervenfunktion zu Organen und Muskeln und unterstützen sie so in ihrer Funktion.

• **Innere Organe.** Eine Bauchmassage unterstützt die Verdauungs- und Ausscheidungswege und verbessert die Funktion und Leistungsfähigkeit der inneren Organe und des Magen-Darm-Trakts. Auch während der Schwangerschaft oder bei der Lagekorrektur mancher Organe kann sie nützlich sein. Auf diese Bereiche wurde bei *lomilomi* schon immer großen Wert gelegt.

• **Haut.** Massage unterstützt die Funktion der Talg- und Schweißdrüsen der Haut, unserem größten Organ. Sie beruhigt Zehntausende von Nervenenden und spült viele Kilometer der kleinen Kapillargefäße durch. Bestimmte Techniken entfernen abgestorbene Hautzellen und halten die Haut gesund.

Die Gegenanzeigen betreffen Situationen, in denen Massage ein Leiden verschlimmern könnte. Die folgende Zusammenfassung beschreibt häufig auftretende Situationen, die sich gewöhnlich in zwei Gruppen unterteilen lassen.

WAS IST LOMILOMI?

1. **Hier ist Vorsicht geboten.** In manchen Fällen ist von Massage abzuraten. Möglicherweise sollte man einen bestimmten Bereich vermeiden oder auf die Anwendung bestimmter, eventuell schädlicher Massagetechniken verzichten. Man kann z.B. um eine Verletzung herum massieren und sich auf das gesunde Gewebe beschränken. In anderen Fällen kann man mit leichtem Druck massieren oder Energiearbeit durchführen, wobei man alle anderen Griffe vermeidet, die das Leiden nur verschlimmern würden.

Vorsicht ist geboten bei Verbrennungen und Sonnenbrand, Gelenkkrankheiten, Tumoren und Zysten, Prellungen, akuten Verstauchungen und Zerrungen, Schnittwunden und Abschürfungen, Herpes und Gürtelrose, Schwellungen und Entzündungen, Hautausschlag und -krankheiten, Neuralgie, Osteoporose, Schwangerschaft, Überempfindlichkeit, Ödemen, nach Operation, Unfall oder extremer Überbeanspruchung, sowie bei Zuckerkrankheit und degeneriertem Gewebe (besonders Gelenken). Bitte versäumen Sie nicht, sich über Krankheitsbilder zu informieren, damit Sie Ihre Klienten nicht versehentlich verletzen.

2. **Völlige Abstinenz.** In manchen Fällen ist es besser, überhaupt nicht zu massieren. Falls man ein ernstes Leiden vermutet, kann das Hinzuziehen eines fähigen Arztes eine weise Entscheidung sein. Man kann mit dem Klienten einen neuen Termin vereinbaren, ihn an einen Spezialisten verweisen oder ihm sagen, dass er nach Abklingen des Leidens wiederkommen möge. Es ist immer besser sich abzusichern, um sowohl den Klienten als auch sich selbst zu schützen.

Die Gegenanzeigen betreffen alle ansteckenden Krankheiten, Fieber, extremen Drogengenuss, Venenentzündung, Blutgerinnsel, schwere Kreislauferkrankungen, Knochenbrüche, frische Verletzungen oder Verrenkungen, schwere systemische Krankheiten und Krebs (außer bei Zustimmung des behandelnden Arztes).

He ʻonipaʻa ka ʻoiaʻiʻo.
Die Wahrheit ist unveränderlich.

3

Der Körper

Die ganzheitliche hawaiianische Sicht

Die alten Hawaiianer sahen den Körper und seine miteinander verbundenen Bewusstseinsebenen auf eine äußerst ganzheitliche Weise. In ihrer Heilkunst konzentrierten sie sich auf die wesentlichen Lebenskräfte. Für sie war aus energetischer Sicht alles lebendig, einschließlich „lebloser" Materie. Sie glaubten, dass man jedes Leiden unter den richtigen Umständen, z.B. durch genügend Entgiftung und Reinigung, lindern konnte. Sie wussten, dass auch die Knochen, das dichteste Gewebe im Körper, lebendig sind und darum heilen können. Sie konnten Gelenke einrenken, was bei den Kampfkünsten wichtig war.

Vielleicht war ihnen nicht bekannt, dass die Blutkörperchen im Knochenmark gebildet werden, aber sie wussten, dass die Knochen die Essenz der persönlichen *mana* des Menschen und seiner Vorfahren enthalten. Es war ihnen bewusst, dass der Körper dem Geist auf der irdischen Reise als ein vorübergehendes Vehikel dient und sie glaubten an ein Leben nach dem Leben. Sie hüteten die Knochen der Toten sorgfältig, besonders wenn der/die Verstorbene ein männlicher oder weiblicher Häuptling gewesen war.

Legenden erzählen von hawaiianischen Frauen, die sich um die toten weiblichen Häuptlinge kümmerten, die häufig geweiht und vergöttert wurden. Der Körper wurde in einem Reinigungsritual gesäubert, mit kostbaren Ölen eingerieben und mit Blumen parfümiert. Geschenke wurden gebracht und die anwesenden Frauen besangen ihren Ruhm und ihre Schönheit (*oli*). Sie drückten ihre Trauer durch Lieder und Wehklagen über ihre Eigenschaften aus. Diese ungefähr zehn Tage dauernde Zeremonie unterstützte den Sterbeprozess und den Übergang von dieser Dimension in die nächste. Die sterblichen Überreste wurden in einem flachen *imu* (Erdofen) gekocht, so dass Blut und Fäule sie nicht mehr entweihen konnten. Dann lösten sie das Fleisch von den Knochen, wickelten sie in *kapa*-Stoff und vergruben sie in tiefen Höhlen. Manchmal wickelten sie das Fleisch ein und brachten es ehrfürchtig zum Vulkan (Pele-Clan), zu einem Fluss oder einer Höhle (*moʻo*-Eidechsen-Clan) oder warfen es in den Ozean für die Haie (*manō*-Clan), je nach dem, welchem *ʻaumakua* die Familie oder der Clan angehörte.

Hochrangige, sehr geliebte bzw. geachtete Männer wurden ebenfalls nach ihrem Tod in einer großen Zeremonie geehrt. Ihre Körper wurden im *imu* gebacken, damit sich das Fleisch von den Knochen löste. Bestimmte Knochen wickelte man dann ein oder benutzte sie bei der Herstellung von besonderen Körben, Waffen oder anderen persönlichen Gegenständen. Die Funde vollständiger Skelette in zusammengekauerter Embryohaltung oder unter Kanurümpfen liegend deuten darauf hin, dass man manchmal auch den ganzen Körper an seiner letzten, gut verborgenen Ruhestätte beließ.

Neben ihren tiefen Einsichten in die Geheimnisse des Lebens und des Todes besaßen sie jedoch auch viele primitive und abergläubische Bräuche. Besonders während der Zeit der drastischen *kapu*-Bräuche war die Angst, ein *kapu* zu brechen oder die Rache eines Geistes oder *kahuna* herauszufordern, Teil des alltäglichen Lebens. In der Zeit, in der man Kū als Hauptgott anbetete[10], wurden Menschen geopfert und Missetäter oft mit dem Tod bestraft. In den

DER KÖRPER

Zeiten, in denen Lono herrschte, kehrte wieder Harmonie ein. Es ist nur einige Generationen her, dass sich die Hawaiianer sehr in Acht nahmen, keine abgeschnittenen Haare oder persönliche Gegenstände von sich herumliegen zu lassen, weil sie befürchteten, ein böswilliger Mensch oder *kahuna* könnte sie finden und gegen sie oder ihre Familie verwenden.

Die Verbindung von Körper und Geist, die in den heutigen Massagetherapien so großen Anklang findet, gehörte bei der Heilung von jeher zur Intention der *kāhuna*. Sie kamen nicht auf die Idee, eine Trennung zwischen Körper und Geist oder irgendeinem anderen Teil des Menschen zu machen. Die westliche Sicht des Körpers als eine Art großartige Maschine war ihnen fremd. Sie untersuchten den Patienten auf ganzheitliche Weise und trennten die körperliche Verfassung nicht von der seelischen. Bei Verdauungsbeschwerden z.B. erkundigte sich der *kahuna* nach den „Bauchgefühlen" und ob der Patient etwas getan hatte oder etwas passiert war, was die Beschwerden ausgelöst haben könnte.

Wie bei jeder Körperarbeit ist auch bei *lomilomi* ein Anatomie- und Kinesiologieverständnis dem Therapeuten sehr dabei behilflich, eine wirksame und individuelle Behandlung zu geben. Außerdem ist es wichtig, die Kunst des Abtastens zu erlernen, in der sich die Hawaiianer auszeichneten. Abgesehen von den körperlichen Schmerzen und der Biomechanik des Einzelnen arbeiteten sie gewöhnlich daran, die vier wesentlichen Körper-Geist-Zentren miteinander in Einklang zu bringen und zu heilen. Jedes Zentrum zeichnet sich durch besondere Eigenschaften aus und ist Teil der ganzheitlichen hawaiianischen Auffassung, die Wege zu einer tieferen Heilung aufzeigt:

1. ***Naʻau*** (Bauchinstinkt). Dieses Zentrum befindet sich im Bauch und man kann sich auf seine zutreffenden Botschaften verlassen. Wenn man tief im Bauch spürt, dass etwas nicht stimmt, dann stimmt wirklich etwas nicht. Der *naʻau* als Hüter des Körpers ist immer in der Gegenwart, direkt und zuverlässig.

2. Pu'uwai (Herzzentrum). Das Herz herrscht über den emotionalen Aspekt der menschlichen Existenz. Es ist zwar das Zentrum für Mitgefühl und *aloha*, aber auch für Torheit und Kummer. Trotzdem ist es am besten und wirkungsvollsten, anderen mit dem *pu'uwai* zu begegnen, auch wenn sie nicht empfänglich dafür scheinen. Wir können etwas im Grunde unseres Herzens wissen, aber wir sollten unserem *na'au* vertrauen.

3. Mana'o (Verstand). Unsere Gedanken bestimmen unsere Wirklichkeit. Sie sind die Wegweiser für unsere Gefühle. Wir können rationalisieren und analysieren, damit wir etwas besser verstehen, aber übermäßiges und nicht zielgerichtetes Denken kann auch eine Sackgasse für den Verstand sein. Erfolgreiche Menschen entscheiden sich dafür, ihren Verstand mit bewussten Gedanken neu zu programmieren, die die verschiedenen Zentren harmonisch miteinander verbinden.

4. Mauli ola (spirituelles Wesen). Geist ist unser wahres, heiliges Wesen und der Körper ist seine vorübergehende Verpackung. Vollkommenheit, Rechtschaffenheit und das richtige Leben erreichen wir, wenn wir uns mit dem göttlichen oder unserem höheren Selbst identifizieren und unsere menschliche Natur damit in Einklang bringen. Der Geist ist ewig, doch die menschliche Erfahrung ist vergänglich. Gott wohnt in uns und spricht zu uns durch unsere bedingungslos liebenden Gedanken, wenn wir dafür empfänglich sind. Alles ist möglich, wenn wir auf unser wahres Wesen Anspruch erheben.

Wenn man in den Archiven des Bishop Museums in Honolulu forscht, findet man faszinierende alte Dokumente mit Beschreibungen von Hunderten von Krankheitsbildern, ihren jeweiligen hawaiianischen Behandlungen, die medizinische Verwendung von Nahrung, Kräutern, tierischen Substanzen, Mineralien, Hydrotherapie, heißen Steinen, Einläufen und elementarer Chirurgie. Das Bishop Museum hat umfassende historische Berichte über die hawaiianische Begriffe der Anatomie und Physiologie veröffentlicht, sowie ausführliche Beschreibungen der Behandlungen einschließlich der pflanzlichen Arzneien (siehe Bulletin Nr. 126 aus dem Jahr 1934). Weitere Einzelheiten über hawaiianische Medizin finden Sie im 6. Kapitel.

Mana: Ihre persönliche Kraft

Mana ist die sich in uns manifestierende, lebendige Kraft des Universums. In Asien bezeichnet man sie als *chi* oder *ki* oder *prana*. Unter *mana* versteht man die Energie aller Erscheinungen und des Lebens, die sich in einem ständigen Fluss durch die gesamte Schöpfung befindet. Abgesehen von den biologischen Formen bezieht sich *mana* auch auf die energetische Ebene der Atome und Elektronen. Um seine Gesundheit, gute Beziehungen und eine gesunde innere Einstellung zu bewahren, braucht man ausreichend *mana*. Wenn man wenig *mana* hat, ist man verletzlicher und neigt eher zum Krankwerden. Auch um wirkungsvolle Körperarbeit leisten zu können, braucht man genügend *mana*. Wenn man nicht darüber verfügt, ist man sehr viel anfälliger für Energieübertragungen und nimmt die unausgeglichenen Energien seiner Klienten auf.

Die Hawaiianer haben immer geglaubt, dass manche Dinge und Lebensformen mehr *mana* als andere enthalten, sie jedoch in allem, auch in Bergen und Steinen, vorhanden ist. Außerdem glaubten sie, dass manche Familien aufgrund ihrer Vorfahren mehr *mana* als andere besaßen. Ihre Kultur basierte auf der Überzeugung, dass das Blut mancher Menschen mehr *mana* als das anderer enthielt, was zu Inzucht innerhalb der königlichen Familien führte. In *Mana Cards – The Power of Hawaiian Wisdom* schreibt die Autorin Catherine Kalama Becker: „Man glaubte, die *ali'i nui* (König oder Königin) besäßen so viel *mana*, dass sie zwischen Menschen und Natur vermitteln konnten. Außerdem glaubten sie, dass man ihre *mana* durch Zauberei oder indem man auf ihren Schatten trat, stehlen konnte."

Mit *mana* bezeichnet man auch die persönliche Kraft eines Menschen, aber es beschreibt nicht einfach nur Talent, Charisma, Charme oder Liebenswürdigkeit – es handelt sich um wirkliche *Kraft*. Samuel Kamakau schrieb „dass sich massive Felsen durch die *mana* ihrer Gebete auflösten." Die Autorin Mary Kawena Pukui beschrieb sie als „innere Führungsqualität ... einen Kraftspeicher". Pali Jae Lee schrieb: „Viele wollen *mana*, aber wenige sind bereit, den Preis dafür zu zahlen. Der Preis ist hoch, aber die Belohnung ebenso." Lee schrieb außerdem: „Wenn ein Mensch echte und große *mana* erlangt hat, sucht er wahrscheinlich gar nicht mehr danach." Lee beschreibt das innerste Wesen großer Persönlichkeiten, die in ihrer Entwicklung ihr Ego hinter sich gelassen haben. Dieser Bewusstseinszustand und diese Meisterschaft sind das Ergebnis jahrelanger harter Arbeit, Erfahrung und Lernen. „Die Grenze zwischen dem Menschen und seiner Tätigkeit hatte sich aufgelöst."

Obwohl *mana* in allem vorhanden ist, bekommen die meisten Hawaiianer ihr persönliches *mana* aus den Elementen der Natur, besonders von der Erde selbst. In diesem Sinne ist es eine sehr erdverbundene Energie.

Greg Scott, der Verfasser von *Pacific Voyager Cards*, hat westliche Psychologie studiert und bei mehreren hawaiianischen *kāhuna* gelernt, wie man *mana* entwickelt. Er erklärt, dass jede bewusste Handlung unsere *mana* verstärkt. „Jedes Mal, wenn wir etwas mit Präsenz tun, es also eine Handlung und ein bewusst handelndes *Ich* gibt, bauen wir unsere *mana* auf." *Mana* ist von Bewusstheit und Aufmerksamkeit abhängig, also seien Sie achtsam bei dem, was Sie tun und wie Sie es tun. *Mana* wird durch Aufmerksamkeit bewegt, also seien Sie aufmerksam. Weil Sie für alles was Sie tun *mana* benötigen, setzen Sie sie weise ein.

Bei einer *lomilomi*-Massage ist es von entscheidender Bedeutung, ob man genügend *mana* hat. Hawaiianische Körperarbeit ist – wie fast alles auf diesen schönen Inseln – bekannt für ihr hohes Maß an *mana*, die das Leben verbessern und verändern kann. Scott lehrt, dass der erste Schritt zur Verstärkung der *mana* ist, Dinge zu erkennen

DER KÖRPER

und zu vermeiden, die an unserer *mana* zehren oder sie völlig verbrauchen:

- **Körperlich.** Zu Verlusten auf der körperlicher Ebene zählen nicht nur die üblichen Belastungen und übermäßige Anspannung. Der Körper leidet auch unter Untätigkeit und wird durch sie geschwächt. Machen Sie es sich nicht zur Gewohnheit, zu oft in Eile zu sein oder von einer Erledigung zur nächsten zu hasten. Schaden Sie sich nicht selbst, indem Sie sich überwiegend schlecht ernähren, übermäßig rauchen oder zu viel Alkohol, Koffein oder Drogen konsumieren.

- **Emotional.** Unsere *mana* wird mehr von unseren Gefühlen beeinflusst als von unserem Körper. Ein einziger Wutanfall kann uns einiger Tagesvorräte an *mana* berauben. Wenn wir Trauer, Sorge, Angst, Wut, Groll und Selbstmitleid die Zügel schießen lassen, können sie uns völlig auslaugen.

Manche Gefühle können jedoch eine angemessene Reaktion sein, obwohl sie „negativ" sind. Denn wenn man sie unterdrückt und so tut, als gäbe es sie nicht, oder zu lange an ihnen festhält, kann das verheerende Auswirkungen haben.

Emotionale Bedürftigkeit zehrt ebenfalls an unserer Kraft. Es ist Ihnen bestimmt schon aufgefallen, wie wir hin und her taktieren, nur um ein Kompliment zu bekommen oder andere zu beeindrucken. Die Mätzchen, die wir für solch eine kleine Belohnung machen, sind sinnlos. Verbitterung, Eifersucht oder ständige Kritik an anderen berauben uns ebenfalls jeder Möglichkeit, echte persönliche Kraft zu entwickeln.

- **Mental.** Die subtilsten Verluste vollziehen sich auf der Verstandesebene. Wenn wir voreilig urteilen oder Schlüsse ziehen und andere in Schubladen stecken, laufen wir Gefahr, eine Menge *mana* zu verlieren. Jeder mentale Exzess raubt uns ebenfalls Energie. Zu viel nutzloses Gerede, Tagträumerei, Fantasieren über Dinge, die nie passieren werden, oder die ständige innere Wiederholung von vergangenen und zukünftigen Gesprächen verursachen allesamt hohe Energiekosten, die sich nie auszahlen. Auch mit verinnerlichten Überzeugungen, die uns einengen, sabotieren wir unser Leben. „Ich bin nicht gut genug, zu alt, zu dünn, etc." Sich selbst zu wichtig zu nehmen, ist genauso sinnlos. Wir verschwenden unsere Kraft, wenn wir meinen, über alles Bescheid zu wissen und überlegen zu sein, oder ähnlich ichbezogenen Ideen nachhängen.

Viele Verluste entstehen auf verschiedenen Ebenen gleichzeitig. Mit etwas ehrlicher Selbstbeobachtung finden wir bald heraus, wo wir einen Verlust spüren. Bei jeder Handlung, jedem Gefühl, jedem Eindruck und jedem Gedanken können wir uns entweder mit *mana* anreichern oder es verlieren. Wenn Sie mehr tun, sein oder haben möchten ... brauchen Sie mehr *mana*. Sobald wir herausgefunden haben, wo wir Kraft verlieren und angefangen haben, dies zu ändern, können wir unsere *mana* noch gezielter entwickeln.

- **Körperlich.** Um unsere Kraft und Vitalität zu erhalten, müssen wir ein Gleichgewicht zwischen Anstrengung und Ruhe finden. Es ist wichtig, dass wir auf die Bedürfnisse unseres Körpers nach Nahrung und Schlaf hören. Greg Scott schlägt vor, dass man etwas Neues lernt, z.B. eine Sportart, eine Kampfkunst oder Tanzen. Unterbrechen Sie nutzlose, nervöse Aktivitäten mit Phasen der Entspannung und Stille. Geben Sie sich besondere Mühe, um jede Aufgabe vollständig zu beenden, egal ob einfach oder schwierig. Geben Sie Ihr Bestes. Verbringen Sie Zeit in der Natur, denn sie strahlt *mana* aus, die Sie gut gebrauchen können.

- **Emotional.** Lernen Sie zu vergeben, um Freude, Selbstakzeptanz und inneren Frieden genießen zu können. Lassen Sie sich treiben und gönnen Sie sich auch mal eine Pause. Sie müssen nicht perfekt sein! Akzeptieren Sie andere, denn sie sind auch nicht vollkommen. Entwickeln Sie Vertrauen.

Sorgen Sie für sich. Verbinden Sie sich mit der Natur, mit anderen und mit Ihrem Selbst. Wie man etwas tut ist wichtiger als was man tut.

- **Mental.** Eignen Sie sich echtes Wissen an. Suchen Sie direkte Erfahrungen, die über reines Bücherwissen hinausgehen. Studieren und lernen Sie neue Dinge. Entwickeln Sie Ihre Konzentrations- und Visualisierungsfähigkeit und üben Sie positive „Selbstgespräche". Kultivieren Sie stärkende Glaubenssätze und lassen Sie kraftraubende los. Was Sie sich vorstellen und worauf Sie sich konzentrieren können, können Sie auch verwirklichen. Konzentrieren Sie Ihren Körper auf vollkommene Gesundheit, Ihr Herz auf Vertrauen und Ihren Geist auf Beobachtung.

Vorschläge für *Lomilomi*

Bevor Sie mit der *lomilomi*-Behandlung beginnen, machen Sie sich vollständig leer. Konzentrieren Sie sich einige Momente lang auf Ihre Atmung. Mit jedem Ausatmen ... Leere. Mit jedem Einatmen ... *mana*. Setzen Sie Visualisierungstechniken ein und beobachten Sie, wie Sie von *mana* erfüllt werden. Sie sollten jede Berührung während der Massage mit Ihrem ganzen Wesen ausführen. Lassen Sie Ihre Gedanken nicht abschweifen. Gehen Sie es leicht und humorvoll an. Fühlen Sie die Verbundenheit. Strahlen Sie Liebe, Akzeptanz und Frieden aus. Helfen Sie Ihrem Klienten, seine eigene Verbindung und *mana* zu spüren. Wenn die Behandlung vorüber ist, bleiben Sie dem Klienten gegenüber klar und leer – keine Urteile, keine Erwartungen. Akzeptieren Sie das Ergebnis, segnen Sie Ihren Klienten und lassen Sie ihn los. Vergessen Sie nicht, dass jeder Klient selbst die volle Verantwortung für sein eigenes Leben trägt.

Grundbegriffe der Anatomie

Ich sage oft: „Jeder, der einen Körper hat, sollte auch ein paar Grundkenntnisse in Anatomie besitzen!" Bei der alten *lomilomi* hatte der Anatomieunterricht zwar keine Bedeutung, aber die Kunst des Abtastens. Wenn man bestimmte Grundbegriffe versteht, lernt man die natürlichen Selbstheilungskräfte des Körpers besser schätzen und kann Verletzungen und Krankheiten vermeiden. Das betrifft nicht nur die im Gesundheitswesen Beschäftigten, sondern auch diejenigen, die unter gesundheitlichen Problemen, übermäßigem Stress oder einem Verschleiß ihres Körpers leiden.

Die entscheidende Fähigkeit des Massagetherapeuten ist es, sich bildlich vorstellen zu können, was sich in dem gerade behandelten Bereich unter der Haut befindet und zu „spüren", was der Klient bei der Behandlung spürt. Dadurch verbindet man sich mit dem Klienten auf einer tiefen, kinästhetischen Ebene. Diese Fähigkeit unterscheidet eine Entspannungsmassage von einer transformierenden Massage mit langfristiger Wirkung. Sie befähigt einen, wirklich mit dem Körper zu „reden", um wiederherzustellen, was wiederhergestellt werden muss, und zu lösen, was gelöst werden muss.

Falls Sie vorhaben *lomilomi* anzuwenden und Sie sich noch nie mit Anatomie beschäftigt haben, kann Ihnen der folgende Vergleich vielleicht helfen, die Wirkung von Massage zu verstehen:

Stellen Sie sich vor, Sie wären ein großer, mit Wasser gefüllter Behälter – ein in sich geschlossener „Teich". Sie sind selbst dafür verantwortlich, dass das Wasser darin frisch, sauber und in ständiger Bewegung bleibt, damit es nicht stagniert und zu einer Brutstätte für Krankheitserreger wird.

In ihrem Teich gibt es fünf verschiedene Gewebsarten, die sich aus Atomen und Molekülen in Zellform (der kleinsten Einheit aller Lebensformen) und Matrix (interzellulärem Eiweiß und mineralischem Gewebe) in verschiedenen Anteilen zusammensetzen:

DER KÖRPER

1. Das **flüssige Gewebe** (Blut und Lymphflüssigkeit) ist reichlich vorhanden und zirkuliert durch unseren gesamten Körper, um Nährstoffe, Sauerstoff und weiße Blutkörperchen zu transportieren, unseren Organismus zu nähren und Infektionen zu bekämpfen. Es tränkt alle Zellen sowie das gesamte Gewebe und führt die Stoffwechselprodukte ab. Es besteht zu 45% aus Zellen und zu 55% aus Matrix.

2. Das **Nervengewebe** ermöglicht die Verständigung zwischen allen Muskeln, Organen, Drüsen, Gehirnzellen und den Teilen des Körpers, die die Sinneseindrücke aufnehmen. Es erlaubt uns wahrzunehmen und kreativ zu sein und in unserem Bewusstsein zu wachsen. Diese Zellen können sich nicht durch den normalen Vorgang der Zellteilung (Mitose) vermehren. Die Fortsätze (Dendriten und Axone) der Zelle können sich zwar oft regenerieren, aber das Absterben eines Zellkörpers ist endgültig. Andere Nervenzellen versuchen, für Ausgleich zu sorgen, doch da wir nur über eine begrenzte Anzahl von Gehirn- und Nervenzellen verfügen, die ein Leben lang reichen müssen, zieht eine starke Nervenschädigung eine bedeutende Funktionsminderung nach sich.

3. Das **Muskelgewebe** reagiert auf Befehle der Nerven und sorgt für die Bewegung des Herzens sowie der gesunden Gelenke. Muskelzellen oder Muskelfasern enthalten mikroskopisch kleine Fäden, die während einer Bewegung ineinander greifen. Bei verringerter Bewegung, Durchblutung und Nervenfunktion, bildet sich Narbengewebe oder es setzt Muskelschwund ein. Die Muskeln werden dann faseriger und haben weniger Zellen.

4. Das **Epithelgewebe** besteht aus Zellschichten, die einen großen Teil unserer inneren Körperoberflächen und unsere gesamte äußere Haut bedecken. Dieses Gewebe besteht ausschließlich aus Zellen und kann sich durch Zellteilung selbst heilen. Narbengewebe kann dies jedoch verhindern, wie z.B. bei einer durch Rauchen verursachten, permanenten Zerstörung des Epithelgewebes der zarten Lungenbläschen.

5. Das **Bindegewebe** umfasst alles andere – Knochen, Sehnen, Bänder, Zähne, Knorpel und festes Gewebe, das man Faszie nennt und alle Organe und Muskeln in den Bereichen, in denen sie gestützt werden müssen, umhüllt – wie ein festes Leintuch, das man um frischen Käse wickelt. Es besteht hauptsächlich aus Matrix mit ein paar Zellen darin, braucht lange um zu heilen und ist dabei auf die Bildung von Narbengewebe angewiesen. Überdehnen Sie deshalb verletztes Bindegewebe mindestens in der ersten Woche nach einer frischen Verletzung oder Operation nicht, da sonst das Narbengewebe übermäßig dicht und ungleichmäßig wird.

Es hilft, die Eigenschaften, Einschränkungen und Lage der einzelnen Gewebearten zu kennen und zu wissen, wie man den Heilungsprozess unterstützen kann. Anatomiekenntnisse befähigen den Behandelnden, den physiologischen Nutzen jeder Massage zu steigern und die jeweiligen Gegenanzeigen zu beachten. Verletzen Sie Ihren Klienten *nie*. Wenn das Gewebe entzündet, infiziert, gezerrt oder frisch verletzt ist, ist kräftige *lomilomi* nicht angebracht. Gebete und Energiearbeit sind jedoch unbedenklich. Das Auflegen von Eis ist zu diesem Zeitpunkt ebenfalls sehr heilsam.

Wenn Gewebe zu wenig bewegt wird, zu verklebt, überbeansprucht oder chronisch verspannt ist, kann Massage eine geradezu lebensrettende Wirkung haben! Es ist ganz natürlich, Anspannung, eine kompensatorische Haltung, Erinnerungen, Stress und sogar Gefühle in verschiedenen Körperbereichen zu speichern. Wenn das passiert, Sie eine asymmetrische Körperhaltung haben oder Sie einen Teil Ihres Körpers langfristig überbeanspruchen, haben Funktionsstörungen und Krankheiten leichten Zutritt. Wenn Ihr Gewebe irgendwo nicht richtig arbeitet, stagniert dieser Teil Ihres „Teichs". Blut kann nicht fließen, Stoffwechselprodukte können nicht abtransportiert werden, Muskeln sich nicht ausreichend dehnen und zusammenziehen, Sauerstoff kann die Zellen nicht neu beleben und die Nerven können nicht angemessen miteinander kommunizieren. Schließlich nehmen Schmerzen und Probleme ein ernstes und chronisches Ausmaß an.

Ein Problem zu beheben oder zu „heilen" kann zu einer Herausforderung werden. Idealerweise sollte man Problemen vorbeugen, doch wenn ein Leiden existiert, sollte der Massagetherapeut es verantwortungsbewusst behandeln oder den Klienten an einen Spezialisten verweisen. Wir müssen dem Körper zuhören, um zu verstehen, was passiert, und dann Maßnahmen ergreifen, um die Ursache der Situation zu beseitigen. Wir müssen die Ursache der Ursachen herausfinden und dem Klienten nach Möglichkeit bei ihrer Korrektur helfen. Wir sind auch verpflichtet, den Klienten an einen zuständigen Spezialisten zu verweisen, wenn es die Situation erfordert.

Die häufigsten Ursachen sind Krankheitserreger, Giftstoffe, Missbrauch, Fehlernährung, Funktionsstörungen, traumatische Verletzungen, Vererbung oder ein subtileres Ungleichgewicht. Da Körper, Geist und Seele zueinander in Wechselbeziehung stehen, können die Ursachen deshalb auf körperlicher, geistiger oder emotionaler Ebene liegen und sich gegenseitig beeinflussen. Es ist sehr ermutigend eine Heilung mitzuerleben, wenn das ursächliche Problem erfolgreich gelöst wurde. Das ist der „Pflaster drauf!"-Methode oder bloßen Behandlung der aktuellen Symptome weitaus überlegen.

Das gegenwärtige Wiederaufleben der Heilkunst ist hauptsächlich darauf zurückzuführen, dass die Menschen im Begriff sind, ihre Wahrnehmung der möglichen Ursachen zu erweitern und mehr persönliche Verantwortung für ihre Gesundheit zu übernehmen. Man verwendet zunehmend natürliche Methoden und Substanzen, um die Selbstheilungskräfte der Zellen und des Gewebes zu unterstützen. Die Nahrungsmittelforschung und die öffentliche Nachfrage sorgen dafür, dass die alten Kräuteranwendungen sich langsam aber sicher ihren Weg in das allopathische Gesundheitssystem bahnen. Viele einheimische Heiler sind jedoch überzeugt, dass Wildkräuter die meiste *mana* besitzen und die Natur die beste Apotheke ist, wenn man sie weise und respektvoll einsetzt.

Hawaiianische Bezeichnungen

a'a:	kleines Gefäß, Nerv oder Faser
hānau:	gebären
hāpai:	schwanger
hokua:	Nacken und Rückenpartie zwischen den Schultern
ho'onahā:	etwas, das die Reinigung des Darms bewirkt
'ili:	Haut
'i'o:	Fleisch, Muskel
iwi:	Knochen
kapua'i:	Fußsohle
kino:	Körper, körperlich
koko:	Blut
kuamo'o:	zur Wirbelsäule gehörig
lauoho:	(Kopf)haar
loko:	innen, inneres Organ
lolo:	Gehirn, Knochenmark
ma'i:	krank
ma'i lele:	ansteckende Krankheit
maka:	Auge
nini:	Balsam oder Salbe zur äußeren Anwendung
olonā:	feste Schnur, (Band oder Sehne)
'o'opa:	humpelnd, behindert
pailua:	Seekrankheit, Übelkeit
pana pu'uwai:	Herzschlag, Puls
pe'ahilima:	Handfläche
piko:	Scheitel, Nabelschnur, Genitalien
piwa:	Fieber
waimaka:	Tränen
waiu:	Brust
wale:	Schleim, Speichel

Die Körperteile

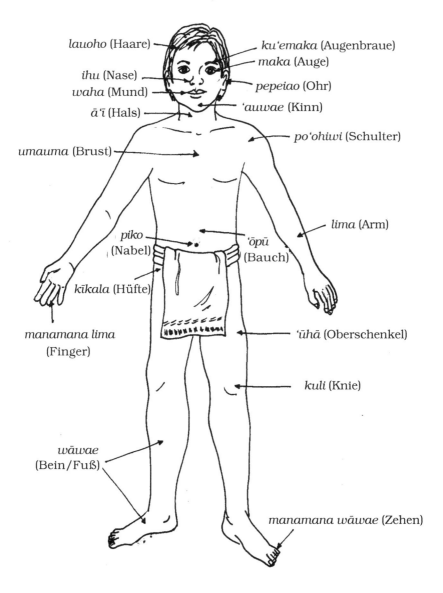

He kēhau hoʻomaʻemaʻe ke aloha.
Liebe ist wie reinigender Tau.
Liebe beseitigt den Schmerz.

4

Lomilomi - Grundbegriffe

Pule

Echtes *lomilomi* beginnt immer mit einem *pule* bzw. Gebet, das man in Gedanken, Worten oder einem traditionellen hawaiianischen Gesang ausdrückt. Man geht immer davon aus, dass die Heilung in Gottes Hand oder beim höheren Selbst des Empfängers liegt, das direkt mit Gott verbunden ist. *Pule* gibt dem Behandelnden Gelegenheit sich zu sammeln und bereitet ihn darauf vor, sich als ein Werkzeug für den liebevollen und selbstlosen Dienst am Nächsten zur Verfügung zu stellen, es konzentriert seine Absicht und weckt die Intuition. Außerdem hilft *pule* dem Empfangenden, sich für die Möglichkeit einer Heilung sowie für die Wahrnehmung subtilerer Wirklichkeits- und Bewusstseinsebenen zu öffnen.

Die Hawaiianer wussten, wie wertvoll Beten ist, und begannen damit manchmal schon Tage vor einer *lomilomi*-Behandlung. Oft warteten sie erst auf eine Botschaft von *Akua* (Gott oder dem Höchstem Wesen), einen Traum oder eine Vision, die ihnen Aufschluss über die verborgensten Bedürfnisse des Patienten gab, bevor sie anfingen. Ein wirklich begabter Heiler schwingt mit der höheren Frequenz der göttlichen Präsenz, leitet diese Energie und lenkt sie in das Gewebe oder den Körperteil, wo es eine Blockierung oder ein Leiden gibt. Die Wirksamkeit dieser Art der Verbindung zwischen Praktizierendem und Klient kann so stark sein, dass körperlicher Kontakt nicht unbedingt nötig ist. Es ist, als ob man eine andere Dimension beträte.

Vor Beginn einer *lomilomi*-Behandlung sollte man an der richtigen inneren Einstellung arbeiten. Hierbei sind Übungen nützlich, die die eigene *mana* (Energie) verstärken und einem helfen, sich nicht selbst zu behindern. Hawaiianer singen oder summen oft leise bei der Arbeit, was auch eine beruhigende Wirkung auf ihre Klienten hat. Es ist wichtig, von aufrichtiger Dankbarkeit und Frieden erfüllt zu sein. In Hawai'i kann man die göttliche Präsenz leicht fühlen, doch man kann dieses Gefühl des Eins-Seins mit dem Heiligen Geist auch an jedem anderen Ort herstellen.

In Zeiten des Friedens war die Umgebung der alten Hawaiianer diesem Gefühl auf natürliche Weise förderlich. Sie lebten auf einer großen tropischen Insel, ernährten sich von Fisch, *taro*, Kräutern und Früchten, arbeiteten eng mit der Natur zusammen und waren von Regenbögen, Wasserfällen und Stränden umgeben, auf die ein warmer, sanfter Regen fiel. Die meisten von ihnen beobachteten den Kreislauf der Natur, sie arbeiteten und redeten mit ihr und dankten ihr. Selbst die *pōhaku* (Steine) konnten Geschichten erzählen, wenn man bereit war zuzuhören.

Es gibt viele wunderschöne, heute noch geläufige Geschichten, die die enge Verbindung zwischen allen Dingen und die innige Liebe der Hawaiianer für ihre Heimat schildern. In Hawai'i ist die *mana* fast mit den Händen greifbar. Auf der Big Island ist es außerdem die ungebändigte Kraft der Vulkane, die den Heilern Energie verleiht. Die Insel versprüht das Feuer der Schöpfung und wächst durch die neuen vulkanischen Landmassen unaufhörlich. Dies war und ist eine gewaltige Kraft in allen Heilmethoden. Heute ist es überall in Polynesien alltäglich und kulturell akzeptiert, von verschiedenen, als Göttinnen bezeichneten Erdkräften (z.B. Pele oder Poliʻahu)[11] zu sprechen – sie werden sogar in den Abendnachrichten erwähnt. Das Bild von Mahealani Kuamoʻo-Henry zeigt Pele, die den mächtigen Schöpfungsgeist verkörpert, der der vulkanischen Aktivität der Inseln innewohnt.

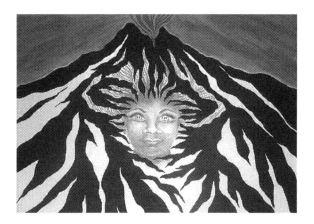

Wenn die Insel anfängt in einem zu leben, dann lebt man wahrhaftig auf der Insel. Sie spricht zu einem – oft mit einer sanften Brise, die einem über die Wange streicht und manchmal auch mit einem leidenschaftlichen Rumpeln, das Veränderung und Aufruhr mit sich bringt. Sobald das geschieht, vergisst man dieses Gefühl nie mehr, egal ob man bleibt oder geht. Es ist das, was wir „Paradies" nennen.

Außer in der Heilkunst setzt man Zeremonien auch bei vielen anderen Veranstaltungen und Anlässen ein, wobei man *ti*-Blätter oder hawaiianisches Salz, Musik oder Gesänge verwendet und um Segen und Unterstützung der *kūpuna* (Ältesten oder spirituellen Vorfahren) bittet. Die Opfergabe wird *hoʻokupu* genannt. Traditionsgemäß wickelt man Süßkartoffeln, Früchte, persönliche Geschenke und Kostbarkeiten in *ti*-Blätter ein, aus denen man die Adern entfernt hat, und verschnürt sie. Heutzutage kann die Gabe an Pele, die ihren „Wohnsitz" im Bezirk Puna der Big Island hat, auch ein Fläschchen Gin enthalten, der eines ihrer Lieblingsgetränke sein soll. Beim Niederlegen der Gabe spürt man die lebendige, vulkanische Erde unter den

Füßen und fühlt sich demütig und zugleich gestärkt. Man weiß, man ist nicht allein. In diesem Moment erfüllt einen Ehrfurcht vor dem Leben und Dankbarkeit für alles, mit dem man im Leben gesegnet wurde. So fühlt es sich an, wirklich zu beten – das ist *pule*.

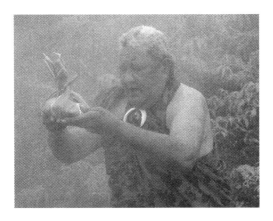

Papa Kepilino legt eine ho'okupu (Opfergabe) für „Tūtū" (Großmutter) Pele an einer dampfenden Erdspalte im Hawai'i Volcanoes National Park nieder.

Sie können beten – gleichgültig, wer Sie sind und woran Sie glauben. Bitten Sie im Gebet nicht um etwas, denn das vertreibt den gewünschten Zustand aus dem gegenwärtigen Moment. Werden Sie sich stattdessen der Anwesenheit des Geistes bewusst. In Wirklichkeit gibt es nur den sich in unendlich vielen Dichten und Formen manifestierenden Geist. Ihre Aufgabe besteht darin, so empfänglich zu sein, dass Sie in der Lage sind, das bereits Vorhandene wahrzunehmen und weiterzuleiten. Erinnern Sie sich daran, wenn Sie Ihren Klienten und sich selber segnen. Sie können beginnen, indem Sie einfach etwas Positives über ihren Klienten denken und im Stillen etwas an ihm loben. So beginnt man eine Segnung – man schickt einander Energie.

Die hawaiianische Sprache besitzt heilende Schwingungen und es heißt, dieses sei die Absicht der Vorfahren gewesen. Das folgende schöne Gebet kann man vor und nach einer Behandlung verwenden:

Aloha e ke Akua. E hoʻolohe i kā mākou pule haʻahaʻa. Mahalo a nui loa no kēia lā a me nā makana nui āu i hāʻawi maila. E hoʻopōmaikaʻi mai iā mākou a pau me kou hauʻoli, ka maluhia a me ke aloha. ʻĀmene.

Wir grüßen Dich in Liebe, oh Gott. Höre unser demütiges Gebet. Wir danken Dir so sehr für diesen Tag und die vielen Gaben, die Du uns gegeben hast. Segne uns alle mit Deiner Freude, Deinem Schutz und Deiner Liebe. Und so ist es.

Einschätzung

Nach dem *pule* und vor der Behandlung beurteilt man gewöhnlich zuerst die allgemeine Verfassung des Patienten. Unabhängig von der Art des Problems oder Leidens wandert die eigene Aufmerksamkeit nach der Identifizierung zum angestrebten Zustand und bleibt dort. Visualisieren Sie das optimale Ergebnis. Während der *lomi*-Behandlung sollte die eigene Absicht auf das Bild des vollkommenen Zustands gerichtet sein. Man wählt die geeignete Technik und Heilmittel, doch die Energie fließt zum Behandlungsziel und zukünftigen Zustand und nicht zum vergangenen oder gegenwärtigen. Alle Bewegungen insgesamt zielen dann auf die Verwirklichung des erwünschten Zustands im gegenwärtigen Moment.

Erfahrene Praktizierende sind meist mit der Mehrzahl von Krankheiten vertraut und kennen nicht nur deren Symptome sondern auch Ursachen. Der ganze Mensch wird eingeschätzt, d.h. Körper, emotionale Veranlagungen, Glaubensmuster und spirituelle Verfassung. Alle Aspekte des Selbst werden durch Worte oder Berührung angesprochen und jede Behandlung richtet sich an Körper und Geist zugleich. Auf diese Weise nehmen viele hawaiianische Heiler sogar über weite Entfernungen die energetischen Ursachen einer Krankheit wahr. Falls andere beteiligt sind, wie z.B. ein problematisches Familienmitglied, schließt man auch sie ins *pule* ein.

Die im alten Hawaiʻi üblichen, wahrhaft spirituellen Methoden der Krankheitsdiagnose unterscheiden sich grundlegend vom analytischen, objektiven Prozess der modernen Medizin. Sowohl in der orthodoxen westlichen als auch in der asiatischen Medizin gibt es eine Vielzahl von Symptomen und Krankheiten, die untersucht und klassifiziert wurden. Die Wirkungen der jeweiligen Arzneimittel (pharmazeutisch und pflanzlich) sind ebenfalls gründlich erforscht und dokumentiert. Die hawaiianischen Methoden waren dagegen von elementarer Einfachheit. Es gab keine Doppelblindstudien, Lehrbücher oder Forschungsprojekte. Alles gründete sich auf Erfahrungsberichte, der Weisheit der Ältesten, sowie dem Können und der Intuition des Behandelnden. Auch die Überzeugungen des Klienten, seine Bereitschaft zur Heilung und sein Glaube an die verschiedenen Heilmittel hatten damals wie heute eine wichtige Bedeutung beim Erreichen des erwünschten Ergebnisses.

Zu den größten Fähigkeiten des *kahuna lomilomi* zählte die Tastdiagnose. Sie wird als *hāhā* bezeichnet, was laut einem Wörterbuch aus dem Jahr 1922 „tasten, als ob man nach etwas sucht" bedeutet. Stauungen, Entzündungen und Organverschiebungen wurden diagnostiziert, indem man hauptsächlich den Bauchraum abtastete. In den Schriften aus den Jahren nach der Ankunft der Europäer gibt es zahlreiche Zeichnungen, die Punkte in verschiedenen Anordnungen in umgedrehten Dreiecken zeigen. Diese Muster stellen Krankheiten und ihre entsprechenden Symptome im Bereich zwischen Zwergfell und Schambeinen dar. Die Hawaiianer studierten diese Muster und trainierten ihr Fingerspitzengefühl, indem sie verschiedene Anordnungen von sorgfältig auf einer Matte oder einem Stück Rindenstoff am Boden verteilten 'ili'ili-Steinchen abtasteten (siehe Seite 124).

Es gab ungefähr 480 rote, weiße und schwarze Steinchen, die man in Form einer menschlichen Gestalt anordnete und mit denen man 280 Krankheiten bestimmen konnte. Auf diese Weise gab der *kahuna* die Kunst der Diagnose an den *haumāna* (Schüler) weiter. Die *haumāna* vervollkommneten ihr Gespür, indem sie an Kranken übten und dabei überwacht wurden. Vielleicht erklärt das, warum in Hawai'i seit jeher, im Gegensatz zu anderen US-Staaten, eine Lehrlingszeit bei der Ausbildung von Massagetherapeuten befürwortet wird.

LOMILOMI-GRUNDBEGRIFFE

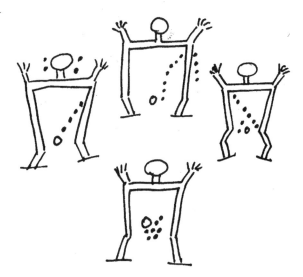

Zeichnungen verschiedener Krankheiten zum Studium des Abtastens, 1876.

Ein weiteres bei der Diagnose benutztes Konzept ähnelt der östlichen Sichtweise der äußeren und inneren Krankheitsursachen oder wurde vielleicht von ihr beeinflusst. Es war für die Behandlung zur Beseitigung der Ursache und somit zur Behebung des Problems entscheidend, ob es sich um *ma waho* (eine äußere Ursache) oder *ma loko* (eine innere Ursache) handelte. Diese Konzepte umfassten körperliche, emotionale und psychische Krankheitsursachen, die oft durch Visionen oder *moe'uhane* (Träume) enthüllt wurden. In den Zeiten, in denen das *kapu* herrschte, gab es viel *'anā'anā* (Schwarzmagie) sowie tiefe Überzeugungen und Ängste bei den Menschen, dass sie die ihnen überlegenen Instanzen wie *ali'i, 'aumākua, lapu* (verstimmte Geister) und *kupua* (Naturgeister) beleidigen könnten.

Heute wissen die Praktizierenden, dass sich die Kunst der Einschätzung irgendwo in der Mitte zwischen dem Aberglauben der Vergangenheit und der starren Objektivität der modernen Wissenschaft bewegt. „Es ist alles Einbildung", sagt man nicht mehr um anzudeuten, dass es etwas in Wirklichkeit nicht gibt oder Körper und

Geist getrennt sind. Allen Arten indigener Medizin (die auf dem Wohlergehen der Menschen und nicht nur auf Gewinn beruhen) sind die Prinzipien bezüglich der Wiederherstellung von Gesundheit und Krankheitsverhütung gemeinsam:

• Innere Reinigung, insbesondere des Dünn- und Dickdarms.

• Lösen oder Entfernen von Blockierungen, Krankheitserregern, schädlichen Einflüssen oder Überzeugungen, mit denen man sich selbst sabotiert.

• Positive Einstellung und richtiges Denken.

• Aufrichtiger Glaube an, Achtung vor und Akzeptanz einer höheren Macht.

• Methoden zur Verbesserung der Durchblutung, z.B. Schwitzhütte oder Massage.

• Verwendung einer örtlich verfügbaren, der Heilung förderlichen Substanz, wie Ton, Kräuter oder andere Pflanzen.

• Zeremonien zum Willkommenheißen von großen Veränderungen im Leben (Geburt, Pubertät, Wechseljahre und Tod)

• Akzeptanz und Glaube an die traditionellen Verfahren und an den Behandelnden.

Behandlungsablauf

Es gibt eine Vielzahl unterschiedlicher *lomilomi*-Traditionen, die aus zahlreichen verschiedenen Orten der Inseln stammen. Einen alleingültigen *lomilomi*-Behandlungsablauf gibt es nicht – jeder hat seine Vor- und Nachteile. Manche mögen bestimmten Ergebnissen förderlich sein oder sich auf besondere Körperbereiche konzentrieren, doch es gibt so viele Abläufe wie es *kūpuna* gibt, die das ihnen Überlieferte und Einzigartige weitergeben.

LOMILOMI-GRUNDBEGRIFFE

In den Archiven des Bishop Museums finden sich viele Hinweise auf *lomilomi*-Behandlungen, die mit der Rückenlage beginnen und bei denen man erst die Vorderseite vom Kopf bis zu den Füßen und dann die Rückseite von den Füßen bis zum Kopf behandelt. Andere Abläufe fangen dagegen mit der Bauchlage an. Bei einigen gibt es ausgeklügelte Analogien zwischen den verschiedenen Körperteilen und der Reihenfolge. Anfänger sollten stets mit dem Ablauf beginnen, der ihnen von ihrem *kumu* beigebracht wurde und ihn – falls nötig oder gewünscht – erst verändern, wenn ihre persönliche Erfahrung und Fähigkeiten gewachsen sind. Erfahrene Therapeuten können *lomilomi* anstelle anderer Abläufe einsetzen oder bestimmte *lomi*-Griffe in ihren Ablauf einbauen.

Der Hauptzweck jedes Ablaufs ist, die Griffe innerhalb eines gegebenen Zeitraums fließend miteinander zu verbinden, während man fast den gesamten Körper in einer bestimmten Reihenfolge und Symmetrie behandelt. Besonders viel Zeit und Sorgfalt sollte man den Bereichen widmen, die einer Behandlung besonders bedürfen oder deren Behandlung vom Klienten gewünscht wird. Oft gehören Nacken und Schultern, der Bereich zwischen den Schulterblättern, die Lendenwirbelgegend und die Beine dazu. Andere häufige Bereiche sind Muskeln, die der Klient bei seiner Arbeit oder sportlichen Betätigung oft benutzt, oder auch Bereiche, die ein emotionales Ungleichgewicht oder eine körperliche Fehlhaltung kompensieren.

Da bei einer *lomilomi*-Behandlung mittlerer bis starker Druck auf das weiche Gewebe ausgeübt wird, sollte man manche Bereiche eventuell vermeiden. Im 2. Kapitel ist eine Liste der Gegenanzeigen aufgeführt. Fragen Sie Ihren *kumu*, einen Arzt oder einen Spezialisten, wenn Sie keine Ausbildung in Gegenanzeigen haben, denn Massage kann auch schaden oder bestimmte Probleme verschlimmern. Im Zweifelsfall sollte man nicht massieren. *Fügen Sie vor allem niemandem Schaden zu*, sondern erinnern Sie sich immer daran den Körper zu lieben!

Meist dauert eine Ganzkörperbehandlung zwischen 60 und 90 Minuten, die man gewöhnlich zur Hälfte auf die Vorderseite des Körpers (Rückenlage), bzw. die Rückseite (Bauchlage) aufteilt. Manchmal liegt der Klient auch auf der Seite oder sitzt. In der Vergangenheit dauerte manche Behandlung Stunden oder sogar Tage. Heute bieten Wellnesseinrichtungen in Europa 60-minütige und in den USA 50-minütige Behandlungseinheiten an.

Im Idealfall behandelt man den gesamten Körper von Kopf bis zu den Füßen, mit Ausnahme der Genitalien und der weiblichen Brust. Unter den richtigen Umständen kann man jedoch auch sie berühren, z.b. bei der Schwangerschafts- oder Geburtsmassage oder Lymphdrainage. *Lomilomi* ist keine erotische Technik und sollte beim Klienten diesbezüglich kein Unbehagen auslösen. Erotische Massage ist etwas völlig anderes als eine nährende, therapeutische und professionelle Massage. Bei der Partnermassage gibt es außer der Empfänglichkeit, dem Wohlergehen und der Gesundheit des anderen keine Grenzen. Bei allen anderen Gelegenheiten ist *jede* sexuelle Anspielung, ob angedeutet, in Erwägung gezogen oder in die Tat umgesetzt, unangebracht. Dabei spielt es keine Rolle, ob Sie gegen Bezahlung, auf Spendenbasis oder umsonst arbeiten. Einen anderen Menschen zu massieren ist eins der intimsten und heiligsten Dinge, die man tun kann, und sollte nur mit völligem gegenseitigen Vertrauen und Respekt geschehen. Manche Menschen sind ausgehungert nach Berührung oder nicht in der Lage, zwischen nährender, heilender und sexueller Berührung zu unterscheiden. Obwohl der Klient oder Patient gewöhnlich nackt ist, ist *lomilomi* keine sexuelle Initiationsmassage. Es ist vielmehr eine heilige, heilende und ganzheitliche Behandlung, die dem Empfänger, dem Behandelnden, den Lehrern des Behandelnden und Gott höchste Achtung entgegenbringt. Aufgrund der Verletzlichkeit des Klienten trägt der Praktizierende stets die volle Verantwortung für Inhalt und Ergebnis der Behandlung.

Oft verwechseln Praktizierende auch das Ergebnis mit ihren Fähigkeiten. Man sollte sich zwar jede Mühe geben, eine möglichst wirksame und individuelle Behandlung zu geben, aber der Praktizierende darf nicht vergessen, dass er nur ein Kanal für die heilenden Energien ist. Da manche Klienten noch nicht völlig bereit oder in der Lage sind, den alten Zustand loszulassen und den sie erwartenden Segen von Wohlbefinden und Freude zu empfangen, erreicht der Praktizierende vielleicht nicht das erhoffte Ergebnis. Trotzdem endet jede echte *lomilomi*-Behandlung mit einem von Herzen kommenden Gefühl der Dankbarkeit (*mahalo*).

Technik

Hier zeigt *lomilomi* die für sie typische extreme Vielfältigkeit. Es gibt nicht nur keinen alleingültigen *lomilomi*-Ablauf, sondern auch keine Standardtechnik. Bei manchen Stilen benutzt man Hände und Füße (traditionelle *lomi*-Stile) und bei manchen auch die Unterarme (Massagetisch-Stile). Jede Richtung lehrt es etwas anders. Es ist ein Zeichen des Respekts, wenn man alles, was der eigene *kumu* tut, bis ins letzte Detail nachahmt. Jede Abweichung galt früher als äußerst respektlos, da die Techniken dadurch Gefahr liefen, an Heiligkeit und Wirksamkeit einzubüßen, oder – im schlimmsten Fall – für kommende Generationen verloren zu gehen. Heute jedoch übt jede/r Praktizierende *lomi* auf seine oder ihre einzigartige Weise aus.

Auf den ersten Blick scheint *lomilomi* eine polynesische Version der traditionellen schwedischen oder klassischen Massage zu sein. Obwohl die Massagegriffe auf den Kreislauf wirken, (d.h. Körperflüssigkeit wie Blut und Lymphflüssigkeit bewegen, wogegen die traditionellen fernöstlichen Techniken hauptsächlich Druckpunkte verwenden, um auf Energie, Nerven und Meridiane zu wirken), sagen viele Praktizierende, dass die Massage nur ein kleiner Teil von echter *lomilomi* ist. Aupuni, ein *kanaka maoli* Lehrer und Leiter der Kalama Foundation an der nordwestlichen US-Pazifikküste, vergleicht *lomilomi* mit der Kunst *taro* zu ernten und *poi* herzustellen. Er lehrt, dass sie „eine Heilkunst ist, die die körperliche, geistige und spirituelle Ebene sowie die innere und äußere Welt des

Einzelnen in sich vereinigt". Für die meisten auf Hawai'i geborenen Menschen ist *lomilomi* ohne die begleitende spirituelle Arbeit wie Schwimmen ohne Wasser.

Massage definiert man gewöhnlich als eine Art manueller Behandlung des weichen Körpergewebes. Bei *lomilomi* und den klassischen europäischen Methoden knetet und streicht man über das weiche Gewebe, d.h. Haut, Muskeln und umgebendes Bindegewebe. Man verwendet Öl oder ein anderes Gleitmittel auf der Haut, um die Ausführung der Techniken zu erleichtern. Manche der auf dem Boden ausgeübten *lomilomi*-Techniken ähneln barfüßigem Shiatsu und ihre Schaukel- und Druckbewegungen erfordern kein Öl. Heute praktiziert man *lomilomi* gewöhnlich auf einem Massagetisch und benötigt Öl (Kokosnuss, *kukui* oder anderes Pflanzenöl), außerdem werden erhitzte Steine, Kräuter oder Salzwasser verwendet. Während man dem ganzen Menschen bedingungslose Liebe schenkt, dehnt man Muskeln und Bindegewebe in ihrer Länge und Breite, lockert steife Gelenke, regt die Durchblutung an und korrigiert sanft die Lage der inneren Organe. *Lomilomi*-Praktizierende haben den Ruf, über außergewöhnliche Fähigkeiten beim Abtasten des Körpers zu verfügen und während der gesamten Behandlung mit Händen und Herzen auf das zu hören, was er ihnen mitteilt.

Die *kānaka maoli* sind eine kräftige Rasse, sie bewegen sich gewöhnlich mit einer lässigen Anmut, haben große schwere Knochen und eine glatte goldbraune Haut, benehmen sich zwanglos und lachen gern spontan. Sie neigen zu fülligem oder athletischem Körperbau, sind sehr liebevoll und haben tiefe, dunkle und mitfühlende Augen. Sie haben keine Scheu ihre Gefühle zu zeigen und sind auf eine natürliche Weise sinnlich. Sie umarmen einander gerne und begrüßen Freunde und neue Bekannte lieber mit einem Kuss auf die Wange als mit einem Händedruck. Es handelt sich dabei nicht um den üblichen feuchten Kuss, sondern eher um einen warmen Austausch von Atem oder – in der traditionellen Weise – ein Austausch von Atem durch die Nase, während man sich mit der Stirn berührt. Die meisten Hawaiianer haben

LOMILOMI-GRUNDBEGRIFFE

große Hände und wunderbar fleischige Unterarme und eignen sich deswegen hervorragend zu Therapeuten. Es fällt ihnen leicht, alle Bereiche ihrer gut gepolsterten Arme und Hände bei der Behandlung einzusetzen und ihre Berührungen fühlen sich aufrichtig, angenehm weich und unaufdringlich an.

Einige Hawaiianer praktizieren tiefes *lomilomi* hauptsächlich mit den Fingern und Handballen. Ihre Hände „hören" auf den Körper des Klienten, „reden" mit ihm und dringen dann tief in die Problemzonen des Gewebes ein. Sie sind Meister in der Kunst des Abtastens und Lokalisierens der knochigen Strukturen und „reinigen" bzw. „waschen" den Knochen mit tiefen, langsamen Strichen. Ihre Finger bewegen sich in mehreren Richtungen, um Narbengewebe und „Knoten" in den Muskeln zu lösen. Gelenke werden gedehnt und manchmal eingerenkt. Der Körper wird auf liebevolle, aber nachdrückliche Weise in geschmeidiges Knetgummi verwandelt.

Viele Praktizierende arbeiten immer noch eng mit der Natur zusammen; sie verwenden Kräuter, Umschläge, Salzwasser, *ti*-Blätter, aus der *noni*-Pflanze gewonnene Salben, aus den Ästen des Guava-Baums hergestellte *lomi*-Stöcke, warme Lavasteine und andere Mittel zur Anregung der Durchblutung, Verringerung von Schwellungen, Linderung von Schmerzen und Neuausrichtung des Körpers.

Die am meisten verbreiteten traditionellen Techniken stammen aus dem von Aunty Margaret Machado geprägten Behandlungsablauf. Im Laufe der Jahre hat sie wahrscheinlich mehr Schüler als jede/r andere lebende *kupuna* unterrichtet und zählt zu den Wenigen, die sowohl eine staatliche Zulassung zur bezahlten Ausübung und Lehrtätigkeit als auch hawaiianische Vorfahren besitzen. Manche setzen *lomilomi* mit ihrer Methode gleich, die viele Unterarmbewegungen einsetzt und einen 1-2-3 Rhythmus hat. Ihre *pule* sind stets christliche Gebete und sie legt aus gutem Grund großen Wert auf die innere Reinigung. Unter den heutigen – einheimischen wie ausländischen – Massagelehrern gibt es viele ihrer Anhänger.

Der andere bekannteste traditionelle Stil stammt von dem verstorbenen Kalua Kaiahua aus Maui. Wie Aunty Margaret lehrte er schon Massage, als sie noch nicht so populär und verbreitet war wie heute. Diese ursprünglichen Lehrer, von denen viele nicht mehr unter uns weilen, schritten voran, um ihre Lehren mit anderen zu teilen, als das noch *kapu* war. Sie mussten viel Kritik ihrer Zeitgenossen einstecken, weil sie ihrer Zeit einen Schritt voraus waren.

Ein anderer weitverbreiteter Stil ist die Tempelmassage, eine interpretierende Mischung aus *lua*-Kampfkunst, *hula* und Massage aus Kaua'i. Wie die Huna-Lehren erfreut sich diese Richtung in Deutschland, Australien und Neuseeland großer Beliebtheit. Manche Lehrer dieses Stils vertreten die Theorie, dass die Bewegungen ihren Ursprung im alten Ägypten haben und der Körper damals im Laufe der Behandlung anfing zu schweben, während der Masseur um ihn herum tanzte. Heute werden in diesen Lehren Prinzipien aus westlicher New-Age-Psychologie und altem afrikanischen Schamanismus verwendet, um eine tranceähnliche Erfahrung zu horrenden Preisen zu erschaffen. Der überwiegende Teil dieser Arbeit mag seinen eigenen Nutzen haben und die Prinzipien der Heilung mögen universell sein, doch für die *kānaka maoli* ist ihr Ursprung nicht hawaiianisch. Viele Hawaiianer sind über sie verärgert und meinen, dass man ihre heiligen Bräuche aus Profitgründen permanent ausbeutet und falsch auslegt.

Oft herrscht in der Öffentlichkeit große Verwirrung darüber, was hawaiianische Massage eigentlich ist. Wann ist *lomilomi* authentisch? Darauf gibt es keine einfache Antwort. Die meisten Hawaiianer sind der Ansicht, dass der *kumu* dem *haumāna* die Gabe oder den Segen persönlich geben und die Arbeit möglichst umsonst getan werden sollte. Die Schüler, die auf diese Weise zu Praktizierenden von echtem *lomilomi* werden, sind gewöhnlich bescheiden, kennen die hawaiianische Sprache und Kultur gut oder sind dabei sie zu studieren. Sie können *pule* sprechen und sind stets bereit, anderen *aloha* – aufrichtige, bedingungslose Liebe und Erkennen des lebendigen

Geistes im anderen – zu geben. Die besten Praktizierenden und besonders die neue Lehrergeneration haben viele Jahre lang bei einer Vielzahl von *kumu* gelernt, von denen zumindest einige aus Hawai'i oder Polynesien stammen. Dadurch kann der Praktizierende das Beste aus allen Stilen wählen und es in seine individuelle *lomilomi*-Behandlung einfließen lassen.

Massagegriffe

Die folgende Beschreibung der Griffe stammt aus vielen mündlichen und schriftlichen Quellen und dient zur Information und zum Nachschlagen. Manche Lehrer verwenden die hier gebrauchten Bezeichnungen in ihrer Ausbildung, andere tun es nicht oder verwenden andere Bezeichnungen bzw. gar keine. Die Beschreibung der Griffe kann eine persönliche Ausbildung und Anleitung durch einen *kumu* oder einen *lomilomi*-Kurs nicht ersetzen, also bitte lassen Sie sich ausbilden, falls Sie es nicht schon getan haben.

Es ist sehr wichtig, den Druck der Toleranzschwelle des Empfängers anzupassen. Vergewissern Sie sich, dass „es schön weh tut", wenn Sie tief im Gewebe arbeiten und streichen Sie danach sofort beruhigend aus. Lösen Sie nie einen plötzlichen, unvermittelten Schmerz aus und verletzen Sie das Gewebe nicht. Vergessen Sie nicht, Ihren Atem[12] bei der Arbeit zu benutzen. Die Massagetechniken werden hauptsächlich mit den Unterarmen, Handflächen und Fingern ausgeführt:

- **Lomilomi** (reiben, drücken, quetschen oder kneten). Das ist die Bezeichnung für die knetenden Bewegungen bzw. die gesamte Massagebehandlung und beschreibt den körperlichen, geistigen und spirituellen Heilungsprozess. Das Gewebe wird in jede nur mögliche Richtung bewegt. Der Behandelnde arbeitet sanft aber bestimmt, um das Gewebe zu dehnen und zu lösen, ähnlich wie beim Zerteilen von Muskelfasern eines großen Stücks gekochten Fleischs. Dabei arbeitet man mit den

Fasern und löst sie voneinander. Oder wie Aunty Margaret zu sagen pflegte: „*Lomilomi* gleicht dem abwechselnden Pfotentrampeln einer zufriedenen Katze."

Im *Outline of Hawaiian Physical Therapeutics* (Richtlinie für hawaiianische Physiotherapie) von 1934 wird *lomi* als „kneten, reiben oder beruhigen" bezeichnet und „in der verdoppelten Intensivierungsform bedeutet *lomilomi* Massage". Der Begriff wird außerdem für ein beliebtes einheimisches Gericht gebraucht, das aus gewürfeltem Lachs, Tomaten und Zwiebeln (ähnlich wie Salsa) besteht und „*lomilomi* salmon" genannt wird.

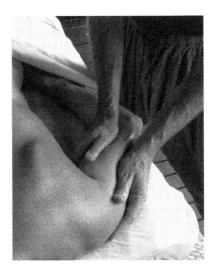

• **Kūpele** (kneten). Es ist ein anderer Ausdruck für Kneten und vergleichbar mit *Petrissage*, wobei rhythmische, sich abwechselnde, kreisförmige Knetbewegungen das weiche, „fleischige" Gewebe erst zusammendrücken und dann quetschen. Bei der klassischen Massage liegen sich die Hände gegenüber. Bei den *lomi*-Stilen ist es ähnlich; die Hände machen abwechselnde, sich überlappende Kreisbewegungen, zeigen jedoch in die gleiche Richtung (siehe Foto). Diese Bezeichnung wird in Hawai'i auch für das Kneten von hartem frischen *poi* gebraucht.

LOMILOMI-GRUNDBEGRIFFE

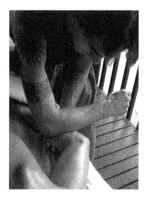

• **Kaomi** (hinunterpressen oder -drücken). Dieser Begriff beschreibt alle zusammendrückenden Bewegungen. Die Hawaiianer benutzen ihre Füße, Unterarme, Finger und Handflächen, um die Muskeln des Klienten zusammenzudrücken. Mit etwas Geduld wird das Gewebe Sie „hineinlassen", sobald es sich entspannt. In der hawaiianischen Sprache steht dieser Ausdruck auch für unterdrückte Gedanken.

• **Kahi** (streicheln oder leicht berühren). Es ist die Bezeichnung für leichte, gleitende Streichungen oder *Effleurage,* die eine äußerst beruhigende Wirkung haben und dem sanften Streichen über einen Katzenrücken ähneln. Es kann durchaus kräftig sein, kann aber auch „therapeutische Berührung" ohne Bewegung bedeuten. *Kahi*-Streichungen kann man auch quer zu den Knochen und Muskelfasern machen.

Obwohl man manchmal auch nach unten streicht (zu den Händen oder Füßen), sollte man die meisten gleitenden Striche über Arme und Beine stets nach oben machen. Das unterstützt den Rückfluss von Blut in den Venen und Lymphflüssigkeit zum Herzen, was bei nicht aktiven oder bettlägerigen Menschen oder Menschen mit Ödemen, Schwellungen, Fettleibigkeit oder Nierenkrankheiten sehr wichtig ist.

- **Kuʻi** (stampfen, schlagen, ausschlagen). Auch Klopfung oder *Tapotement* genannt. Mit den Handflächen oder Fäusten klopft man das dicke Gewebe auf rhythmische Weise weich, wobei man knochige, verletzte oder empfindliche Bereiche immer vermeidet. Dieser Begriff wird auch bei der Zubereitung von *poi* verwendet; *pōhaku kuʻi ʻai* bezeichnet einen *poi*-Stampfer aus Stein, mit dem man die *taro*-Wurzel zu Brei zerstampft. Dicker *poi* („ein Finger" genannt, weil man einen Finger in die Schüssel steckt um sich einen Mund voll zu holen) enthält weniger beigemischtes Wasser als dünner *poi* („zwei Finger").

- **Hamo** (salben, mit Öl streicheln oder einreiben). Damit ist eine Art Segnung eines Priesters oder *kahuna* gemeint, da man eine Substanz mit spiritueller Absicht auf die Haut aufträgt. Ich empfehle deshalb ein qualitativ gutes Massageöl zu verwenden und sich während dieser Streichung gut auf seine Absichten zu konzentrieren. Bei *lomilomi* bezeichnet man damit die einleitenden Streichungen während des Einölens der verschiedenen Körperteile sowie andere reibende und gleitende Bewegungen.

- **ʻŌpā** (pressen und drücken). Ähnlich wie bei der Walkung der klassischen Massage oder beim Teigkneten wird der Muskel von beiden Händen gedrückt und gezogen. Wie alle knetenden Griffe macht auch dieser das Gewebe weicher, dehnt es und verbessert erheblich die Durchblutung.

Zusätzliche Methoden

Wie ich bereits betont habe, ist *lomilomi* viel mehr als Massage. Die Behandelnden setzen eine Vielzahl von Heilmethoden einschließlich hawaiianischer Pflanzenheilmittel ein, die im 6. Kapitel eingehend beschrieben werden. Neben den eigentlichen Massagegriffen damaliger und heutiger *lomilomi*-Praktizierender gibt es die folgenden zusätzlichen Methoden:

- **Pī kai** (mit Salz- oder Meerwasser besprengen). Damit entfernt man bei Segnungen schlechte Energien oder *kapu* (Tabu). Es ist ein sehr beliebtes Ritual bei der Einweihung von Geschäften, Fertigstellung von Häusern sowie Tauf- und Heiratsfeiern. Abgesehen vom Salz ähnelt es dem christlichen Brauch. In Hawai'i verwendet man beim Sprengen statt der Hände ein Blatt der *ti*-Pflanze.

- **Inu kai** (trinken von Salz- oder Meerwasser). Nach einigen Tagen ballaststoffreicher Ernährung mit Früchten und Süßkartoffeln, entsprechender Vorbereitung und Entleerung des Darms, trinkt man auf leeren Magen etwas Salzwasser, um Dünn- und Dickdarm gründlich durchzuspülen. Die Hawaiianer benutzen dazu ein Drittel sauberes, örtliches Meerwasser und zwei Drittel Süßwasser. Die meisten *lomilomi*-Lehrer auf der Big Island lehren, praktizieren und betonen die Wichtigkeit dieser Methode der inneren Reinigung. Im Abschnitt über Aunty Margaret finden Sie auf Seite 115 ein beliebtes Rezept, das in Kona seit Jahrzehnten erfolgreich angewendet wird.

- **Hihi wai** (Wasser mit Öl verbinden). Nachdem man Massageöl auf dem Rücken verteilt hat, kann man zusätzlich etwas mit hawaiianischem Salz vermischtes lauwarmes Wasser aus einer kleinen Schüssel auftragen. Es wirkt reinigend und verhindert, dass das Öl klebrig wird. In kalten Klimazonen achten Sie darauf, den Körper des Patienten in den angefeuchteten Zonen zuzudecken und warmzuhalten, nachdem das Wasser abgekühlt ist. Die wörtliche Bedeutung von *hihi* ist „verknüpfen" und *wai* bedeutet Wasser bzw. eine andere Flüssigkeit außer *kai* (Meerwasser).

- **Hō'upu'upu** (Einimpfung eines Gedankens oder einer Suggestion). Ähnlich einer Affirmation ging jeder Handlung das gesprochene Wort oder *'ōlelo* voraus. Während der *lomilomi*-Behandlung half *hō'upu'upu* dem Praktizierenden und Patienten, den erwünschten Gesundheitszustand auf allen Ebenen zu manifestieren. 'Upu bedeutet „wiederkehrender Gedanke oder Hoffnung". Dieses pflegte man vor und nach der Behandlung zu tun.

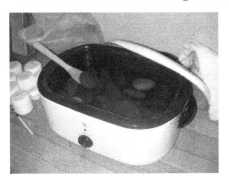 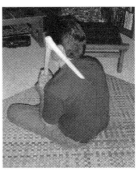

• **Pōhaku wela** und **lā'au lomi** (Verwendung von heißen Steinen und lomi-Stöcken). Im Feuer erwärmte Steine und aus Ästen des Guavabaums hergestellte lomi-Stöcke zählen zu den bekanntesten Hilfsmittel der Hawaiianer. Die heißen Steine werden lose in ein ti- oder noni-Blatt gewickelt und auf die Problemzonen des Klienten gelegt. Wenn sie etwas abgekühlt sind, kann man sie auch als Verlängerung der Hände benutzen und das Gewebe direkt mit ihnen massieren. Heute kann man die Steine bequem in einem kleinen Ofen oder Heizgerät erhitzen (auf eine Temperatur zwischen 54 und 57°C). Beachten Sie dabei, dass die Steine zu heiß für eine direkte Berührung der Haut des Klienten sind, wenn sie zu heiß sind, um sie in der Hand zu halten. Wärmen Sie Ihre Hände zuerst mit den Steinen auf und warten Sie mit der Anwendung am Klienten, bis sie nicht mehr zu heiß sind. Das Foto oben links zeigt ein ideales Mittel zur Erhitzung der Steine.

Man nimmt die Äste des Guavenbaums, weil sie oft einen perfekten „7"-Winkel (ca. 45 Grad) haben. Man lässt eine Seite länger als die andere, bearbeitet Form und Oberfläche und rundet die Spitzen ab, bis der Stock sich bequem um den Körper schmiegt. Gewöhnlich massiert man sich selbst mit ihnen, indem man sie in die angespannten Muskelbereiche drückt.

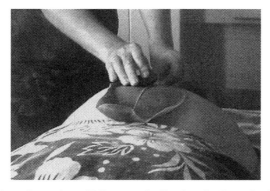

- **Lāʻau lapaʻau** (Pflanzenheilmittel). Der *kahuna lāʻau lapaʻau* (Heilpflanzenkundige oder -priester) oder *kauka lāʻau lapaʻau* (Doktor der Pflanzenmedizin) heilt den Patienten durch die innere wie äußere Anwendung traditioneller Kräuter. Heute gibt es viele Gärtnereien, Kurse und Bücher, die sich mit hawaiianischer Pflanzenmedizin beschäftigen. Das Foto oben zeigt einen erhitzten Stein mit einem *ti*-Blatt auf dem Rücken eines Klienten.

- **Hālalo poʻi** (Kräuterumschlag oder -absud). Es war üblich, zu Brei verarbeitete Mischungen aus *ʻawa*-Wurzeln, *mamaki, noni,* Winde, *honohono*-Gras, Gota Kola oder Aloe Vera zur Linderung von Muskelschmerzen, Verstauchungen, Abschürfungen, Knochenbrüchen, Zahnschmerzen, Geschwüren und Insektenstichen aufzutragen, um nur einige Verwendungsmöglichkeiten zu nennen. Wie viele andere Kräuter haben auch hawaiianische Pflanzen adstringierende, keimtötende, entzündungshemmende und schmerzlindernde Wirkstoffe. Die wörtliche Bedeutung von *hālalo poʻi* ist „in die Tiefe, nach unten, darunter gehen; mit einer Abdeckung".

- **Hāhā** (Fühlen oder Abtasten). Die Kunst, das Gewebe mit den Fingerspitzen abzutasten, ist für jeden Massagetherapeut ein wichtiges Werkzeug bei der Beurteilung des Klienten, das die Hawaiianer ausgezeichnet beherrschten. *Lomilomi*-Praktizierende und Ärzte diagnostizieren auf diese Weise Entzündungen, Stauungen, Narbengewebe,

Verschiebungen, Blockierungen und Verrenkungen. In der Vergangenheit waren die *kāhuna* dafür bekannt, dass sie überraschend genau „mit ihren Händen sehen" konnten.

• ***Hāhā i ka 'ōpū huli*** (Behandlung von Übelkeit und Verdauungsstörungen). Bei dieser Tiefenarbeit am *'ōpū* (Bauch) massiert man entlang der Mittellinie und des absteigenden Dickdarms auf der linken Seite nach unten und zieht danach an beiden Seiten der Taille hoch, wobei man die Hände vibrieren lässt. Diese Methode lindert viele Magen- und Darmverstimmungen sowie Koliken und ist sehr verbreitet in Hawai'i. Sie dient dazu, den Dünn- und Dickdarm „aufzuräumen", damit der Inhalt des Magens und Verdauungstrakts sich frei bewegen kann. Der *'ōpū* (Bauch) liegt im *na'au* (Bauchinstinkt) und dieses Zentrum hat bei den Hawaiianern für die eigene Orientierung einen höheren Stellenwert als der *mana'o* (Verstand). Es ist wichtig, diesen Teil des Körpers nicht zu übergehen.

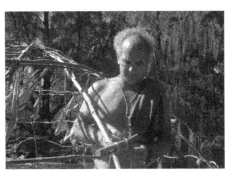

• ***Pūlo'ulo'u*** (Dampfbad). Diese alte Art der Körpertherapie wurde laut dem Geschichtsforscher David Malo in einer *hale hau* (einer kleinen Hütte aus gebogenen *hau*-Ästen) durchgeführt. Die Hitze wurde durch Steine erzeugt, die man in einer mit Blättern und Kräutern bedeckten Feuergrube erhitzt hatte, ähnlich wie bei einer indianischen Schwitzhütte. Maka'ala Yates (oben abgebildet) baut in seinen Kursen regelmäßig *hale pūlo'ulo'u* und benutzt hawaiianische Gesänge und Kräuter zur

Reinigung. Es ist wichtig, vor, während und nach einem Dampfbad viel reines Wasser zu trinken.

- **Lāʻau kāhea** (Heilung anrufen). Hierbei handelt es sich um eine seltene Methode, bei der *mana* in den erkrankten Menschen oder den betroffenen Bereich hineingeatmet wird, um Leben zu retten oder Knochen zu heilen. Da Knochen aus lebendem Gewebe bestehen, konnte der „*hā*" oder heilige Atem des *kahuna* sogar Brüche energetisieren. Manche waren fähig, eine spürbare „Welle" von heilender *mana* tief in das Gewebe eindringen zu lassen, während sie ein *pule* sangen und in den betroffenen Bereich hineinatmeten. Mit Hilfe des *lāʻau kāhea* konnte beispielsweise auch ein Ertrinkender wieder ins Leben „zurückgerufen" werden.

- **Hoʻoponopono** (Vergebung, Neuorientierung). Diese Methode für Körper und Geist ist so wichtig, dass ich ihr den folgenden Abschnitt gewidmet habe. Sie ist heute weit verbreitet, wird auf verschiedene Weisen praktiziert und ist seit jeher der Schlüssel gewesen, einen Menschen von sinnlosen, krank machenden und schlechten Gefühlen, einengenden Überzeugungen, anhaltendem Ärger, sturem Groll und angestauter Wut zu befreien.

Hoʻoponopono

Befreie dich von jeglichem Bedauern über die Vergangenheit. Schuldgefühle sind sinnlos. Sie nützen niemandem.

—Alte hawaiianische Lehre des *hoʻoponopono*

Mein Lieblingswort der hawaiianischen Sprache ist *pono*, was vorzüglich, rechtschaffen, moralisch, wohlhabend, erfolgreich, richtig, gerecht, fair und notwendig bedeutet. Wörtlich übersetzt bedeutet *hoʻopono* „den Zustand des *pono*-Seins in die Tat umzusetzen". Die Verdopplung des

Wortes *pono* drückt aus, dass etwas korrigiert wird, das definitiv nicht *pono* ist. Wenn wir das Falsche berichtigen – falsche Gedanken, Gefühle, Einstellungen und Überzeugungen – wird das Gleichgewicht zwischen Körper, Geist und Seele wiederhergestellt.

Diese Methode wurde und wird noch immer angewendet, wenn man in wichtigen Situationen, in denen ein gravierender Mangel an Harmonie herrscht, etwas korrigieren oder reinen Tisch machen will. Man legt es heute auf vielerlei Art und Weise aus, z.B. als Vergebung, Konfliktlösungsmethode, mentale Reinigung, Neuorientierung des Selbst und um „die Dinge ins Lot zu bringen". Häufig wird es in der Gesprächsberatung eingesetzt, der Vermittlung zwischen Familien- oder Gruppenmitgliedern oder in anderen Situationen, in denen man sich etwas von der Seele reden möchte. Auf diese Weise wird vermieden, dass sich Ärger und Missverständnisse anstauen und noch mehr Verwirrung, Unbehagen oder Krankheit verursachen.

Ohne eine Behandlung der Gedanken- und Gefühlswelt des Einzelnen kann *lomilomi* keinen langfristigen Nutzen haben. Heute gibt es detaillierte Berichte über die durch Stress verursachten Auswirkungen auf den Körper und die Verbindung zwischen unverarbeiteten Gefühlen und negativen Überzeugungen ist bekannt. Die Hawaiianer wussten, dass ein Festhalten an Ärger, Schuld- und ähnlichen Gefühlen meist dazu führte, dass sie anfingen im Innern zu gären und noch größere Probleme heraufbeschworen. *Ho'oponopono* ist eine wirkungsvolle Methode zur Klärung von Missverständnissen – möglichst täglich vor Sonnenuntergang. Alle ergreifen nacheinander das Wort und vergeben einander. Auf diese Weise können Familie und Gemeinschaft weiterhin harmonisch funktionieren. Auch überall sonst auf der Welt sind Heilung und Harmonie letztlich davon abhängig, dass man sich selbst und anderen absolut und uneingeschränkt verzeiht.

In ihrem Buch *Ho'opono* schreibt die Historikerin Pali Jae Lee: „Wenn es gut ist, wenn es sich im Gleichgewicht befindet, wenn es richtig ist, wenn es hilft, wenn es rechtschaffen ist, wenn es verantwortungsbewusst ist, wenn es mitfühlend ist, wenn es respektvoll ist, wenn es bescheiden ist, wenn es friedlich ist, wenn es ordentlich ist, wenn es korrekt ist, wenn es angemessen ist und wenn es wohlgesittet ist, dann ist es *pono*." Sie erklärt, dass jeder Mensch im alten Hawai'i danach strebte *pono* zu sein. Wenn man vom rechten Weg abkam, wurde man von den Familienältesten sanft aber bestimmt wieder auf Kurs gebracht. Wenn jemand beschloss, weiterhin nicht *pono* zu leben und sich und anderen dabei Schaden zufügte, wurde er schließlich aus der Familie verstoßen, was die größte Schande war.

Laut *kauka* (Doktor) Maka'ala Yates sehen die Hawaiianer *ho'oponopono* als heilige und wirksame Methode, um Frieden, Liebe, Gesundheit und Glück in den Alltag zu bringen. Wenn man dieses alte hawaiianische Verfahren dem heutigen Leben anpasst, kann man damit Probleme und Blockierungen lösen, die Stress, Unausgeglichenheit und Krankheit verursachen können. Er lehrt: „Es geht darum, wahre Freiheit zu schaffen und alte Ängste, Gefühle, Ideen und Reaktionen zu beseitigen, die zu seelischem Leiden und körperlicher Krankheit führen. [Es kann] dabei helfen, die Prägungen zu beseitigen, die unser Leben so lange vergiftet haben – etwa wie wir nutzlose gespeicherte Informationen aus einem Computer löschen."

Die verstorbene Mornea Simeona hinterließ uns eine andere herausragende Lehre. Sie war eine *kumu*, die ihrer Zeit auf vielerlei Art voraus war, und das Konzept der Klärung, Vergebung und Selbstverantwortlichkeit auf die nächsthöhere Stufe brachte. Karma und Reinkarnation waren Bestandteil ihrer Lehren. Einige Jahre vor ihrem Eintritt in die geistige Ebene unternahm sie eine Reise um die Welt, bei der sie Seelen traf und lehrte, zu denen sie enge *aka*-Verbindungen (*aka*: unsichtbar, schattenhaft, energetisch) spürte. Sie wollte alle ihre karmischen Verbindungen durchtrennen und auflösen, um so die letzte Prüfung ihres Daseins auf der dichten irdischen Ebene zu bestehen.

Laut Mahealani Kuamo'o-Henry ist jeder von uns selbst verantwortlich dafür, an jedem Tag unseres Lebens bewusstere Entscheidungen zu treffen. „*Pono* beginnt mit den Gedanken, die dafür sorgen, dass wir uns in unseren alltäglichen geistigen und körperlichen Erfahrungen wohlfühlen", sagt sie. Sie lehrt, dass wenn wir uns bewusst dafür entscheiden, in jeder Situation und jedem Augenblick *pono* zu leben, wir uns eins mit *Akua* fühlen und das Leben so erfahren werden, wie es in Wirklichkeit ist. Mit der Trennung des Wortes verändert sich die Bedeutung von *ho'opono pono* zu „das was richtig ist, noch richtiger machen". So können wir davon ausgehen, dass jeder Mensch in spiritueller Vollkommenheit statt in Sünde geboren wird, wie die alten Hawaiianer vor Ankunft der Missionare glaubten.

Diese Arbeit basiert auf den folgenden Grundsätzen:

• Unsere Vorfahren oder geistigen Führer sind immer bei uns und bereit uns zu helfen, wenn wir nur darum bitten. Obwohl sie von der körperlichen in die spirituelle Wirklichkeit übergegangen sind, können sie sich uns durch unsere Gedanken mitteilen.

• Die Essenz des Universums ist spirituell, ewig und unendlich. Das wahre Wesen und der Ursprung aller Menschen ist deshalb allumfassender Geist – für immer und ewig.

• Jeder Mensch besitzt einen freien Willen. Mit Hilfe der Vorfahren und des Wissens um unser wahres Wesen haben wir in jedem Augenblick die Möglichkeit uns zu entscheiden, ob wir in der Größe und Weisheit des Geistes oder aber in der mit dem Getrenntsein verbundenen Dunkelheit und Verwirrung leben wollen.

• Jeder Mensch ist ausschließlich selbst für seine Entscheidungen verantwortlich, die sich letztendlich auf alle Aspekte seiner Lebenserfahrungen auswirken. Es gibt keine Zufälle.

• Die größte persönliche Macht, die ein Mensch erlangen kann, ist im gegenwärtigen Moment und im bewusst gewählten Einklang mit der innewohnenden Anwesenheit Gottes zu leben.

LOMILOMI-GRUNDBEGRIFFE

Nā kūpuna lehren uns, dass jeder als „vollkommene Lichtschale" geboren wird und sich im Laufe des Lebens durch die sich ansammelnden Erfahrungen immer mehr „dunkle Steine" in der Schale anhäufen können, die das Licht verdrängen. Jeder Mensch trägt selbst die Verantwortung dafür, seine Schale umzudrehen (*ho'ohuli*), um die Verletzungen und dunklen Energien hinauszulassen und die *aloha* und das Licht des allumfassenden Geistes wieder zum Leuchten zu bringen. Dann muss man seinen Worten Taten folgen lassen und bewusst leben.

Wie wir alle erlebt haben, schaffen die starken Mächte der Liebe und der Angst *pono* oder *piliki'a* (Probleme), die das Herz beschwingen oder es belasten können, sowie Bedingungen, die den Rest des Körpers beeinflussen. Obwohl der *mana'o* (Verstand) uns gewissenhaft dient, indem er unsere Gedanken erzeugt und verarbeitet, verdrängt er allzu oft die subtileren Gedanken und die Intuition unserer Seele. „Er ist von sich selbst einfach zu eingenommen", lacht Mahealani. „Das *pu'uwai mele* (singendes Herz oder Herzlied) kann uns ebenfalls in die Irre führen, wenn es nicht im Gleichgewicht mit dem *mana'o* und vor allem mit dem *na'au* (Bauchinstinkt) ist. Wenn wir *pono* leben, sind wir nicht dazu gezwungen, Muster zu wiederholen, die zu viel traumatisches Theater in unser Leben bringen."

Auch Abbie Napeahi, Eleanor Ahuna und Mona Kahele sind auf der Big Island durch ihre langjährige *ho'oponopono*-Arbeit im sozialen Bereich bekannt. Viele Jahre hindurch haben sie Menschen geschickt beraten und jeden ihrer Schritte in dem Lösungsprozess begleitet, der mit *pule* beginnt und durch Gespräche fortgesetzt wird, die die Probleme „wie Schichten einer Zwiebel" aufdecken und ordnen, bevor man sie schließlich löst und für sich abschließt. Nachdem man die Probleme und Störungen klar identifiziert und ihrer Wichtigkeit nach geordnet hat, ist das *kala* (Loslassen) und *'oki* (Trennen) der „Knoten" oder Schmerzen von entscheidender Wichtigkeit. Nach Abschluss des Prozesses und einem Gebet kehrt ein sehr willkommenes Gefühl der Zufriedenheit zurück.

E lawe i ke a`o a mālama,
a e `oi mau ka na`auao.
Wer das Gelernte anwendet und pflegt,
erweitert ständig sein Wissen.

5

Die Praxis

Bevor Sie anfangen

Vor Beginn der Massagebehandlung sollten Sie sich und den Behandlungsraum vorbereiten. Nehmen Sie sich einen Moment Zeit, um zur Ruhe zu kommen und sich von Ihren persönlichen Angelegenheiten zu lösen. Bitten Sie um göttliche Führung und darum, dass wiederhergestellt wird, was wiederhergestellt, und losgelassen wird, was losgelassen werden muss. Werden Sie sich bewusst, dass es immer ein größeres Bild gibt, das unser Verstehen übersteigt, und lösen Sie sich von Ihrer vorgefassten Meinung über den Ablauf des Heilungsprozesses.

Die Reise jedes Menschen auf diesem Planeten ist einzigartig und auf einer bestimmten Ebene erschafft sich jeder von uns seinen eigenen Weg. Auch wenn die Vorstellung für Sie schwer fassbar sein sollte, trägt jeder Mensch doch selbst die Verantwortung für seine Heilung und das Empfangen des Nutzens der *lomilomi*-Behandlung in seinem innersten Wesen. Es ist die heilige Aufgabe des Therapeuten, dies so gut wie möglich zu vermitteln. Die Qualität der Behandlung spiegelt den Zustand des Therapeuten, den er in seinem Alltag erreicht hat und lebt, unmittelbar wider.

Wie bei jeder Massage gilt auch bei *lomilomi*: Waschen Sie Ihre Hände vor und nach jeder Behandlung, geben Sie

Ihrem Klienten Ihre volle und ungestörte Aufmerksamkeit, sorgen Sie dafür, dass er sich wohl fühlt und machen Sie zuerst eine Bestandsaufnahme. Warum ist er zu Ihnen gekommen? Welche Verletzungen und Operationen liegen eventuell hinter ihm? Wo gibt es kompensatorische Verspannungen? Was braucht er wirklich von Ihnen? Wie steht es mit seiner emotionalen Gesundheit? Können Sie eine professionelle Distanz zu Ihrem Klienten wahren? Können Sie sein vollkommenes Wesen und seine vollkommene Gesundheit über einen längeren Zeitraum visualisieren? Können Sie bedingungslose *aloha* aufrechterhalten?

Heutzutage decken wir den Patienten aus Rücksicht auf sein Schamgefühl und als Schutz gegen Auskühlung ab und decken nur den Teil des Körpers auf, den wir gerade massieren. Die Kunst des Abdeckens erfordert Übung, aber wenn man sie richtig beherrscht, schafft man damit eine sichere Atmosphäre für den Klienten, in der er sich fallen lassen kann und sich nicht mehr über seine körperlichen „Mängel" oder unpassende Berührungen sorgen muss. Die Hawaiianer trugen lediglich ein Minimum an Kleidung, z.B. ein *malo*. Nur Babys und Kleinkinder sind bei der Massage nackt, bei einer professionellen Massage werden die heiligen und intimen Körperbereiche bedeckt gehalten. Erotische Partnermassage ist etwas anderes – wenn Sie Ihren Liebling behandeln, können Sie auf das Abdecken verzichten.

Die Indikationen und Kontraindikationen sind dieselben wie bei anderer Tiefengewebsarbeit. Machen Sie also erst eine gute Ausbildung, bevor Sie sich als Massagetherapeut versuchen. Es soll an dieser Stelle noch einmal erwähnt werden, dass dieses Nachschlagewerk nicht als Ausbildungshandbuch dienen soll.

Bevor Sie anfangen, lernen Sie Ihren persönlichen Vorrat an *mana* aufzuladen, damit Sie das optimale Ergebnis erzielen und die angenehmen Seiten bei der Ausübung von therapeutischer Berührung erleben können. Vergessen Sie nicht, nach jeder Behandlung alle energetischen Bindungen zum Klienten zu lösen, während Sie ihn segnen und sich verabschieden.

Die folgenden Seiten zeigen einige meiner *lomilomi*-Lieblingsgriffe in einer Ganzkörperbehandlung, die von

DIE PRAXIS

Paul Rambo demonstriert werden, einem ausgebildeten Massagetherapeuten, der in den 1990er Jahren Verwaltungsassistent und leitender Ausbilder in meiner Massageschule in Hilo war. Die beschriebene Abfolge ist eine Mischung von Griffen, die von vielen der in diesem Buch beschriebenen Lehrern stammen. Jeder *kumu* verwendet andere Techniken und zeigt sie auf seine unverwechselbare Weise. Manche Praktizierende benutzen die hawaiianischen Bezeichnungen und manche nicht. Einige Begriffe wurden in den letzten Jahrzehnten geprägt. Manche Praktizierende legen besonderen Wert auf Rhythmus, andere auf die innere Reinigung oder eine spezielle Reihenfolge und wieder andere konzentrieren sich auf bestimmte Körperbereiche. Jeder hat seinen eigenen Behandlungsablauf. Viele massieren von den Füßen hoch zum Kopf anstatt vom Kopf zu den Füßen. Es gibt viele Ansätze und das ist gut, solange die Ausführung *pono* ist.

Entscheidend ist, wie wirksam, gründlich und liebevoll der Therapeut das weiche Körpergewebe massiert. Nähern Sie sich jedem Bereich ehrfürchtig und stellen Sie durch die Berührung Vertrauen her. Vergessen Sie nicht, das Gewebe zuerst aufzuwärmen, bevor Sie tiefer gehen, und beenden Sie die Massage jedes größeren Bereichs immer mit beruhigenden Streichungen. Seien Sie niemals aufdringlich, dringen Sie nicht zu tief in das Gewebe ein. Halten Sie den Klienten bedeckt, damit ihm nicht kalt und sein Schamgefühl respektiert wird. Gehen Sie erst mit leichtem, dann mit zunehmendem Druck vom Allgemeinen ins Besondere. Vergewissern Sie sich in regelmäßigen Abständen, wie es ihrem Klienten geht, besonders nach Tiefengewebsarbeit.

Um *lomilomi* richtig zu lernen, ist es wichtig, dass man von einem Lehrer unterrichtet wird, den man respektiert. Suchen Sie sich später auch andere Lehrer und lernen Sie von ihnen. Es gibt einige außergewöhnliche Lehrer auf den Inseln, die Sie finden werden, wenn Sie suchen. Auch in den Vereinigten Staaten, Europa und anderswo gibt es viele gute Lehrer. Die goldene Regel dabei ist, sich umzuhören und zukünftigen Lehrern Fragen zu stellen, um sich ein Bild über die Qualität ihrer Arbeit zu machen. Wer waren ihre Lehrer? Erweisen sie ihnen Achtung?

Sind ihre Kursgebühren unangemessen hoch? Leben sie bedingungslose *aloha*? Behaupten sie, ihre Lehren wären „Geheimnisse" oder teilen sie offen mit allen, die ein aufrichtiges Herz haben? Brüsten sie sich mit ihrem Wissen oder geben sie sich Titel? Achten Sie auch andere Praktizierende? Haben sie Anatomiekenntnisse? Steht Gott bei ihnen an erster Stelle? Suchen Sie mehrere Lehrer auf und seien Sie vor allem kritisch.

Therapeutische Massage will gelernt und geübt sein, damit man den Klienten und den eigenen Körper nicht verletzt. *Lomilomi* lässt sich leicht mit anderen Techniken kombinieren oder in Ihren bereits vorhandenen Behandlungsablauf einfügen. Üben Sie! Eine gute Massage gehört zu den schönsten Dingen, die man füreinander tun kann. Vergessen Sie nicht, Ihr *ho'oponopono* zu üben. Und hören Sie nie auf zu lernen.

Massagebegriffe für den Behandlungsablauf

hamo:	Auftragen von Öl mit spiritueller Absicht
kahi:	therapeutisches Berühren; gleitende Streichungen
kaomi:	Drucktechnik
kīko'oko'o:	Dehnungen
kūpele:	abwechselndes Kneten mit den Händen
lomilomi:	beruhigendes Kneten
'ōpā:	Quetsch- und Dehngriffe
pule:	Gebet
Schieben mit Unterarm:	der Unterarm gleitet, während man sich in die Bewegung lehnt
Unterarm-*lomi*:	abwechselnde Knetbewegungen mit den Unterarmen
wiggley-wiggley:	Hin- und Herwackeln entlang der Wirbelsäule

TECHNIKEN FÜR DIE BAUCHLAGE

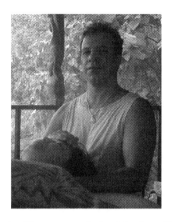 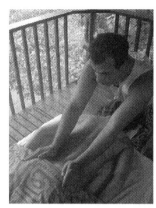

1. *Hamo* und *kahi*. Am Kopfende des Tisches stehend ölt man den gesamten Rücken mit langen, ruhigen, gleitenden Streichungen ein. Man beginnt am Nacken, gleitet mit beiden Handflächen langsam den ganzen Rücken hinunter und wieder hinauf an den Seiten. Das wiederholt man einige Male und kommt dabei immer weiter am unteren Brustkorb vorbei zum Kreuz. Dabei lehnt man sich in die Bewegung hinein und verlagert sein Gewicht in die Handflächen und/oder Daumen, während man die Ellenbogen gerade hält und jedes Mal tiefer in die entlang der Wirbelsäule verlaufenden Muskeln dringt. Bei der Rückwärtsbewegung am seitlichen Rücken passen sich die Hände der Körperform an. Das ist ein klassischer Grundstrich.

Erinnern Sie sich daran, dass *hamo* auch eine Segnung und nicht nur das anfängliche Auftragen des Öls ist. Richten Sie Ihre Aufmerksamkeit auf Ihren Klienten und ermuntern Sie ihn, sich zu entspannen und durchzuatmen.

Drücken Sie niemals zu kräftig auf die freien Rippen direkt über der Taille. Bei den meisten Menschen können die vielen dicht neben der Wirbelsäule verlaufenden Muskelschichten kräftigen Druck gut gebrauchen, aber üben Sie nie direkten Druck auf die Wirbelsäule selbst aus. Dies ist eine ausgezeichnete Gelegenheit, die Spannung der Rückenmuskeln zu ertasten und einzuschätzen.

HAWAIIANISCHE LOMILOMI-MASSAGE

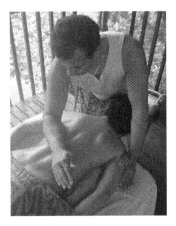
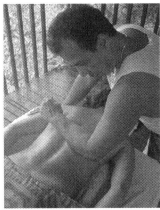

2. Schieben mit dem Unterarm. Während man sein Gewicht abwechselnd von Seite zu Seite verlagert, gleitet man mit dem rechten oder linken Unterarm über die jeweilige Seite des Rückens und den Oberarm des Klienten. Dabei achtet man darauf, dass man nicht in die Dornfortsätze der Wirbelsäule stößt. Hand und Vorderarm werden als Einheit benutzt. Machen Sie einen Schritt nach vorne mit dem linken Bein, wenn Sie mit Ihrem linken Arm massieren und umgekehrt. Folgen Sie mit mittlerem Druck der Form des Rückens von der Schulter bis zur Taille, bzw. zum Ellenbogen. Der Unterarm sollte dabei möglichst flach aufliegen und die Handfläche nach unten zeigen. Zurück nimmt man die Handfläche.

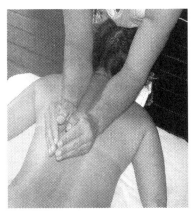

3. *Double wiggley-wiggley.* Mit beiden Handkanten gleitet man sanft den Rücken hinunter und wackelt dabei seitlich hin und her.

DIE PRAXIS

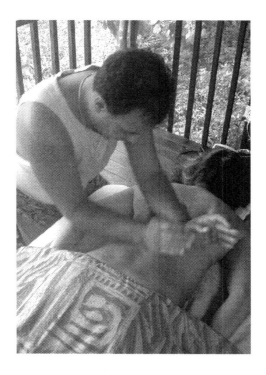

4. Unterarm-*lomi*. Stellen Sie sich seitlich zu Ihrem Klienten. Ölen Sie Ihre Unterarme ein und legen Sie sie so, dass sich die weiche Innenseite Ihrer Unterarme auf dem fleischigen Bereich des Rückens befindet und nicht auf den Knochen der Wirbelsäule. In einem gleichmäßigen Rhythmus machen Sie nun abwechselnd mit Ihrem linken und rechten Unterarm große, sich überschneidende Kreise auf dem Rücken. Dabei bewegt sich der rechte Arm im Uhrzeigersinn und der linke gegen ihn. Der Druck auf Nierengegend und freie Rippen (Rippenpaare 11 und 12) am unteren Brustkorb sollte nur leicht bis mittelstark sein.

Stehen Sie mit gespreizten Beinen und angewinkelten Knien und verlagern Sie Ihr Gewicht von rechts nach links. Verändern Sie den Winkel Ihrer Ellenbogen so, dass Sie alle seitlichen Rückenmuskeln erreichen, die am nächsten zu Ihnen liegen, einschließlich der Muskeln auf dem Schulterblatt. Verringern Sie den Druck über hervorstehenden Knochen, z.B. den Ecken der Schulterblätter. Das ist eine *lomi*-Knettechnik, die in verschiedenen Richtungen auf das Gewebe wirkt.

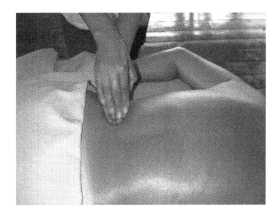

5. Kreuz. Lehnen Sie sich mit Ihrem Gewicht in ihre versteiften, aufeinandergelegten Hände und drücken Sie mit den Fingerspitzen forschend und langsam in das dicke Bindegewebe des Rückens und Kreuzbeins. Nähern Sie sich dem Bereich, der ein paar Zentimeter neben den Wirbeln liegt, in einem schrägen Winkel und gehen Sie so langsam vor, dass sich das Gewebe unter Ihrem Druck entspannen und weicher werden kann. Machen Sie tiefe, kreisende Bewegungen in den quadratischen Lendenmuskel neben der Lendenwirbelsäule hinein, so dass sich die tief sitzenden, haltungsbedingten Spannungen lösen können. Achten Sie darauf, dass Ellenbogen, Handgelenk und Finger dabei gerade bleiben. Sie befinden sich kurz oberhalb der Hüfte, aber noch unter den Rippen. Steigern Sie den Druck langsam bis zur Toleranzschwelle des Patienten. Danach beruhigen Sie mit einigen *wiggley-wiggley*-Bewegungen, bei denen Ihre Finger im Zickzack die Wirbelsäule entlang wandern (siehe Foto unten).

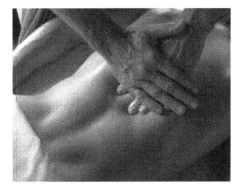

DIE PRAXIS

6. Drücken und Ziehen der *po'ohiwi*. Schieben Sie eine Hand sanft mit der Handfläche nach oben unter das Schultergelenk und umfassen Sie es, während die andere Hand die Rautenmuskeln massiert und nach Verspannungen sucht. Gleiten Sie mit Handkante und Unterarm langsam und kräftig die Muskeln zwischen dem Schulterblatt und der Wirbelsäule hinauf und wieder hinunter. Lehnen Sie sich mit Ihrem Gewicht nach unten in die Rückenmuskeln Ihres Klienten und vermeiden Sie dabei die Wirbelsäule. Fragen Sie, ob irgendetwas weh tut. Dann streichen Sie mit ihren Händen beruhigend in entgegengesetzte Richtungen – mit einer Hand nach oben und der anderen nach unten und umgekehrt.

Die meisten Menschen sind im Schulter- und Nackenbereich extrem verspannt. Nehmen Sie sich Zeit, die vielen Muskeln über und zwischen den Schulterblättern gründlich zu massieren. Behandeln Sie erst eine Seite und dann die andere. Benutzen Sie dafür den Bereich Ihres Unterarms nahe des Ellenbogens (statt der Spitze des Ellenbogens), den Sie im 90°-Winkel halten.

Manche Praktizierende legen dem Klienten in dieser Lage gerne den Arm auf den unteren Rücken. Dadurch erreicht man das innere Schulterblatt besser, weil es sich hebt. Aber es dreht das Gelenk auch bis an seine Grenze, was unangenehm sein kann. Man sollte die Schulter nicht lange in dieser Lage lassen. Wenn der Klient eine frühere Schulterverletzung hat, lässt man seinen Arm auf dem Tisch.

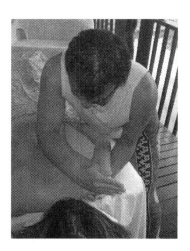

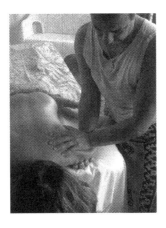 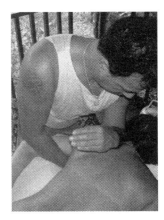

7. Kreisen. Vergewissern Sie sich, dass der Arm des Klienten bei diesen beiden Griffen flach auf dem Tisch liegt. Wir wechseln jetzt die Hände. Heben Sie die Schulter an und schieben Sie Ihre andere Hand vorsichtig mit der Handfläche nach oben unter Achselhöhle und Gelenk. Sie ruht jetzt zwischen dem Oberkörper des Klienten und seinem Arm. Legen Sie Ihre andere Hand mit der Handfläche nach unten von oben auf das Gelenk (siehe Foto oben). Während sich eine Hand auf der Schulter und die andere unter ihr befindet und die Handflächen sich gegenüber liegen, macht man versetzte, kreisende Bewegungen, erst mit beiden Händen im Uhrzeigersinn, dann gegen ihn. Dabei sollte man das Gewicht der Schulter des Patienten in der unteren Hand spüren, die entspannt ist und kleinere Kreise als die obere Hand macht. Das Schulterblatt sollte sich frei unter der oberen Hand bewegen.

Hierbei werden das Schulterblatt und die Muskeln des oberen Rückens gelockert. Um diese noch gründlicher zu behandeln, legt man seinen Unterarm auf die Schulter parallel neben die Wirbelsäule und lehnt sich in die Muskeln zwischen Schulterblatt und Wirbel hinein (siehe Foto oben). Dabei achtet man darauf, dass der Druck die Toleranzschwelle des Klienten nicht überschreitet und man nicht auf Schulterblatt oder Wirbelsäule drückt, sondern dazwischen. Die untere Hand sollte entspannt bleiben. Wenn man den Ellenbogen anwinkelt, kann man damit das obere Schulterblatt umschließen und den Schulterheber und oberen Trapezmuskel massieren.

DIE PRAXIS

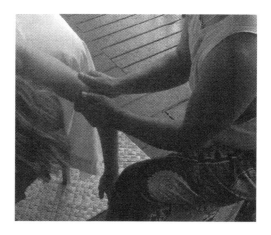

8. Lomi und ʻōpā. Während eine Hand den Ellenbogen hält, hängt man den Arm über die Tischkante. Anschließend knetet man den ganzen Arm rhythmisch durch. Obwohl man von der Schulter hinunter zum Handgelenk arbeitet, drückt man mit jeder der sich überschneidenden Bewegungen nach oben. Der mittelstarke Druck verteilt sich gleichmäßig auf die Innenfläche der Daumen und Finger, die das Gewebe in einem sich abwechselnden Knetrhythmus greifen und zusammendrücken. Dabei bohrt man nicht mit den Fingerspitzen in die Muskeln, sondern benutzt die Fingerinnenflächen.

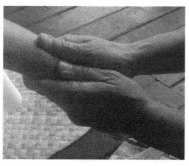

Wenn man auf einer Bodenmatte oder einem Tisch mit Gesichtsöffnung statt Kopfstütze arbeitet, massiert man den Arm, während er auf der Matte oder auf dem Tisch liegt. Achten Sie darauf, die Muskeln oder Haut nicht zu kneifen.

9. Langes *kahi*. Während man den Ellenbogen des Klienten mit der freien Hand abstützt (siehe Foto unten), macht man einen Schritt nach vorn, lehnt sich in die Bewegung, gleitet vom Ellenbogen bis zum Schulterblatt und kommt mit weniger Druck zurück. Wie auf dem Foto zu sehen ist, benutzt man dabei die Handfläche und den Unterarm und konzentriert sich auf den Untergrätenmuskel sowie den kleinen und großen Rundmuskel. In dieser nach vorn gedrehten Stellung des Arms ist das Schulterblatt flach und man kann leicht darüber gleiten. Anschließend macht man einige lange, beruhigende Streichungen mit der Hand vom Ellenbogen bis hinunter zur Taille und zurück.

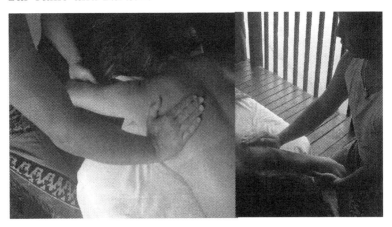

Wenn Sie mit Ihrem rechten Arm massieren, verlagern Sie Ihr Gewicht in Ihr rechtes Bein und umgekehrt. Folgen Sie der Körperform und dosieren Sie den Druck sorgfältig. Gehen Sie mit kräftigem Druck über die Schulterblattmuskeln, aber üben Sie sonst nur einen leichten bis mittelstarken Druck aus. Konzentrieren Sie sich auf den kleinen Rundmuskel und den Untergrätenmuskel. Verringern Sie den Druck, wenn Sie über Rücken und Brustkorb weiter nach unten gleiten.

Heben Sie den Ellenbogen Ihres Klienten nicht zu hoch, da das Schultergelenk überdehnt werden könnte. Der Ellenbogen sollte niedriger, d.h. dem Boden näher sein, als Schulter und Kopf des Klienten.

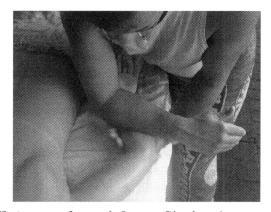

10. Unterarm-*kaomi*. Legen Sie den Arm zurück auf den Tisch und stützen Sie ihn mit ihrer hohlen Hand von unten ab (siehe Foto oben). Beugen Sie sich über den Arm und drücken Sie langsam mit der Innenfläche Ihres Unterarms (nicht Ihres Ellenbogens) in die Unterarmmuskeln des Klienten. Beginnen Sie mit leichtem Druck, verstärken Sie ihn allmählich, halten Sie ihn und verringern Sie ihn langsam. Lehnen Sie sich mit Ihrem Körpergewicht in ihren Unterarm, der parallel zum Boden aufliegt und mit dem Arm des Klienten ein Kreuz bildet. Ihre Finger zeigen nicht zum Klienten, sondern zur anderen Seite. Arbeiten Sie langsam in Richtung Hand, während Ihre andere Hand die Druckbewegungen begleitet und immer den Unterarm des Klienten stützt. Verringern Sie den Druck über dem Hand- und Ellenbogengelenk.

Dann behandeln Sie den gesamten Arm mit *hamo*-Streichungen nach oben sowie mit *lomilomi*-Knetungen nach unten und zum Schluss die Handfläche. Stützen Sie dabei die Hand ab und machen Sie *kūpele* auf der Handfläche.

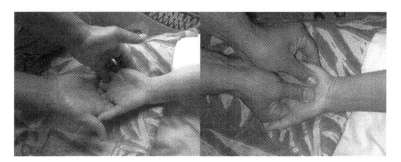

HAWAIIANISCHE LOMILOMI-MASSAGE

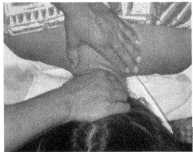

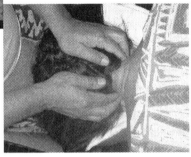

11. Seitenwechsel. Wechseln Sie die Seiten und wiederholen Sie die Schulter- und Armgriffe auf der anderen Körperseite. Verbinden Sie Rücken, Schulter und Arm mit einer Reihe fließender Bewegungen. Dann massieren Sie den Nacken, besonders die Muskeln unterhalb der Schädelkante.

Bevor Sie mit den Beinen beginnen, massieren Sie noch einmal den Rücken, falls es die Zeit erlaubt. Konzentrieren Sie sich auf die verspannten Bereiche, die weiterer Behandlung bedürfen. Da der Klient schon entspannt und aufgewärmt ist, ist dies eine gute Gelegenheit für Tiefengewebsarbeit, erhitzte Steine, warme Umschläge und schmerzlindernde Öle oder Einreibungen. Der Lendenwirbelbereich kann fast immer eine zusätzliche Behandlung vertragen. Viele Menschen leiden unter Haltungs- oder Bandscheibenproblemen, was zu Verspannungen der Muskeln beiderseits der Lendenwirbelsäule oberhalb der Hüfte führt. Machen Sie kräftige, kreisende Bewegungen über dem Kreuzbein. Massagetechniken wie Unterarm-*lomi* und langsames Unterarm-*kaomi* tun auch der Gesäßmuskulatur gut und sind ein schöner Übergang für die nachfolgenden Griffe am Bein. Wie immer macht man zum Schluss leichte bis mittelstarke, beruhigende Streichungen und deckt den Rücken des Klienten ab, um ihn warm zu halten.

DIE PRAXIS

12. *Kahi* und *lomilomi* der Beine. Decken Sie jeweils ein Bein von der Hüfte bis zum Fuß auf und stecken Sie das Laken gut unter dem Oberschenkel des Klienten fest. Ölen Sie das ganze Bein mit langen, beruhigenden *hamo*-Streichungen ein. Anschließend gleiten Ihre Handflächen und Ihr Unterarm einige Male langsam und kräftig die Oberschenkelmuskeln hinauf (siehe Foto unten).

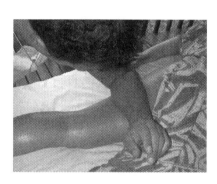
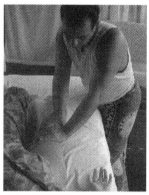

Sie können auch langsames *kaomi* auf den hinteren Oberschenkelmuskeln machen, doch vermeiden Sie die Kniekehle. Danach beruhigen Sie den Oberschenkel durch *lomilomi*. Obwohl Sie am Bein nach unten arbeiten, drücken die Bewegungen die Gewebsflüssigkeit nach oben.

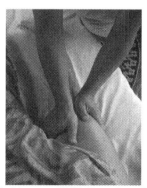
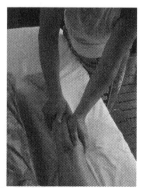

Bei der anschließenden Wiederholung dieses Ablaufs auf dem Unterschenkel gleiten und streichen Sie mit Ihren Händen einige Male kräftig auf der Wade nach oben und beruhigen dann mit *lomilomi* bis zum Fuß hinunter. Das regt die Durchblutung der Beine an.

13. Poi-Stampfen. Winkeln Sie das Knie an und halten Sie das Fußgelenk wie unten abgebildet. Heben Sie das Bein gerade nach oben, so dass der Oberschenkel sich etwas vom Tisch hebt und stampfen Sie ihn drei Mal sanft nach unten. Nachdem Sie den vorderen Oberschenkel durch diese Kompressionen aufgewärmt haben, dehnen (kīko'oko'o) Sie nun den Oberschenkel, indem Sie die Ferse zum Gesäß bringen.

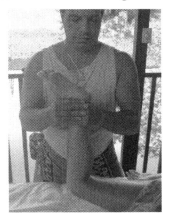
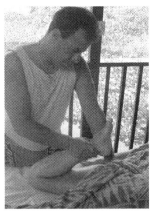

Jetzt ist eine gute Gelegenheit für Gelenklockerungen an Bein und Hüfte. Legen Sie das Bein in Ihre Armbeuge (siehe unten) und Ihren anderen Unterarm auf die Gesäßmuskeln. Machen Sie dann mit beiden Armen große Kreisbewegungen, in die Sie sich tief hineinlehnen. Am linken Bein bewegen sich Ihre Arme gegen den Uhrzeigersinn und auf der anderen Seite im Uhrzeigersinn.

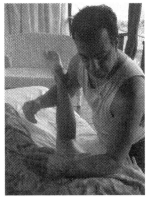

DIE PRAXIS

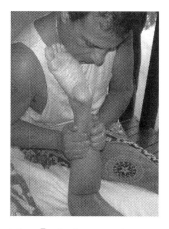 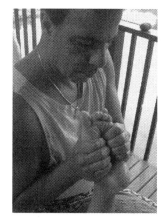

14. ʻŌpā der Wade. Bei noch immer angewinkeltem Knie lassen Sie den Fuß auf Ihrer Schulter ruhen, während Sie auf dem Tischrand sitzen. Gleiten Sie die Wadenmuskeln von der Ferse zum Knie langsam hinunter und „quetschen" Sie die Wade „aus", indem Sie nach unten streichen. Anschließend massieren Sie die Fußsohle kräftig (siehe Foto). Die Fußsohle mag festen Druck.

Legen Sie das Bein wieder ab und gleiten Sie mit dem Unterarm über die gesamte Länge des Beins in Richtung Herz, um Gewebsflüssigkeit auszuschwemmen. Zum Schluss gleiten Sie mit kräftigem Druck des Unterarms auf der Fußsohle hin und her, während Sie gleichzeitig das Fußgelenk abstützen.

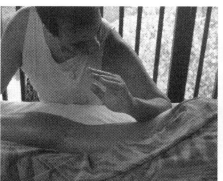 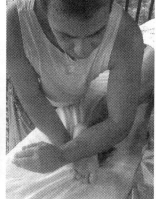

Decken Sie das Bein wieder ab und wiederholen Sie den gesamten Ablauf am anderen Bein. Dann fordern Sie Ihren Klienten auf sich umzudrehen (hoʻohuli).

TECHNIKEN FÜR DIE RÜCKENLAGE

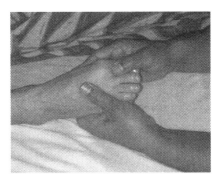

15. Fußmassage. Vergewissern Sie sich zuerst, ob Ihr Klient bequem liegt und richten Sie eventuell Kissen oder Rollen aus. Die Fußmassage gehört zu den angenehmsten und wirksamsten Bestandteilen der Massage, weil sich in den Füßen Zehntausende von Nervenenden befinden. Da es auf der Oberseite viele Adern gibt, streicht man dort leicht mit den Daumen von den Zehen bis hoch zum Fußgelenk (siehe Foto oben). Anschließend massiert man die Fußsohlen kräftig mit Daumen oder Fäusten (siehe Foto unten).

Jetzt ist ein guter Zeitpunkt für die Behandlung der Zehen sowie der Reflexzonen und die Verwendung erhitzter Steine. Wenn die Füße schmutzig sind, säubert man sie zuerst mit einem angewärmten Tuch oder massiert sie durch die Socken oder das obere Laken.

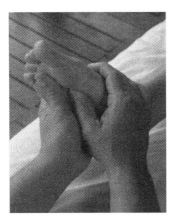
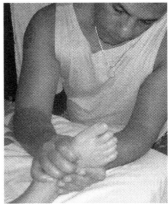

DIE PRAXIS

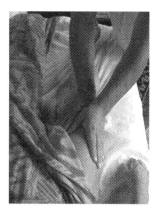

16. *Hamo* und Unterarm-*lomi* der Beine. Decken Sie ein Bein auf und stecken Sie das Abdecklaken unter den Oberschenkel. Sie gleiten dann mit *hamo*-Bewegungen das gesamte Bein in Richtung Herz hinauf, tragen auf diese Weise großzügig Öl auf und halten Ihre Hände so, dass sie sich der Form des Schienbeins und der Kniescheibe anpassen (siehe Foto oben). Verstärken Sie den Druck, wenn Sie sich in den Quadrizeps lehnen. Gleiten Sie den Oberschenkel hoch und benutzen Sie dabei, falls erforderlich, auch ihren Unterarm. Der Quadrizeps ist die stärkste Muskelgruppe im Körper.

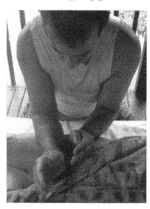 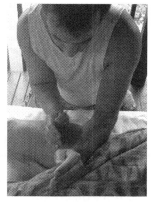

Anschließend machen Sie Unterarm-*lomi*, indem Sie mit großflächigen, sich abwechselnden und überschneidenden Kreisen den gesamten Oberschenkel massieren (siehe Foto oben) und dabei die Leiste und Kniescheibe vermeiden.

17. Lomilomi und kahi. Beruhigen Sie den Oberschenkel mit *lomilomi*-Griffen, nehmen Sie dazu die ganze Handfläche und wandern Sie langsam den Oberschenkel hinunter. Achten Sie darauf, dass Ihre Finger oder Daumen nicht kneifen oder bohren.

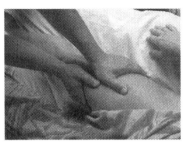

Dann behandeln Sie den seitlichen Unterschenkel mit abwechselnden, gleitenden *kahi*-Streichungen. Arbeiten Sie dabei immer in Richtung des Herzens und verstärken sie langsam den Druck. Da der direkt neben dem Schienbein liegende Schienbeinmuskel kräftigen Druck mag, benutzen Sie Ihren Handballen oder den angewinkelten Unterarm, um langsam und kräftig über den Muskel zu gleiten (siehe Foto unten). Vermeiden Sie die Kniescheibe und achten Sie darauf, dass Sie nicht zu viel Druck auf das Wadenbein ausüben.

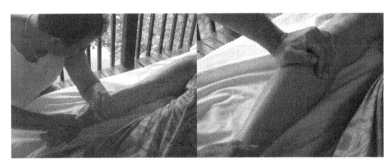

Beenden Sie die Behandlung der Beinvorderseite, indem Sie mit langen *kahi*-Bewegungen Ihrer Handflächen nach oben streichen, die Gewebsflüssigkeit von den Fußgelenken und Füßen zum Herzen bewegen und sich dabei in Richtung Kopfende des Tisches lehnen. Decken Sie anschließend das Bein ab und das andere auf, stecken Sie das Laken fest und wiederholen Sie den gesamten Ablauf am anderen Bein.

DIE PRAXIS

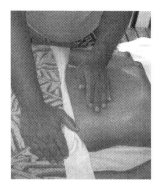
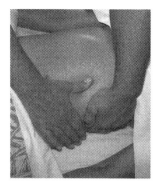

18. Hoʻohuli ʻōpū. Decken Sie den ʻōpū (Bauch) bis zum oberen Hüftknochen auf und bedecken Sie die Brust bei einem weiblichen Klienten mit einem kleinen Handtuch oder Kissenbezug. Achten Sie darauf, dass Sie warme Hände haben und legen Sie dann beide Handflächen auf den ʻōpū. Ölen Sie ihn mit drei langsamen, mittelstarken *hamo*-Bewegungen gegen den Uhrzeigersinn und folgen Sie mit drei weiteren im Uhrzeigersinn. Fragen Sie Ihren Klienten, ob er heute in diesem Bereich eine gründlichere Behandlung wünscht. Falls nicht, schließen Sie mit Energiearbeit und weiteren Kreisbewegungen ab. Falls ja, heben oder beugen Sie zuerst die Knie an, um den geraden Bauchmuskel zu entspannen. Dann streichen Sie mit kräftigem, aber behutsamen Druck über den aufsteigenden, queren und absteigenden Dickdarm. Machen Sie einige vibrierende und beruhigende Streichungen, solange es dem Klienten angenehm ist, und decken Sie den Bauch zum Schluss wieder ab.

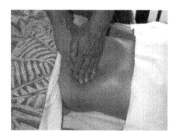

In der hawaiianischen Heilung ist ʻōpū huli („verdrehter" Bauch) eine Krankheit, die der gründlichen Reinigung des Magendarmtrakts bedarf. Die Behandlung besteht aus Massage sowie Kräuter- oder Salzwasserspülungen zur inneren Darmreinigung (siehe auch Aunty

Margaret im 7. Kapitel). Bevor Sie diese Methode anwenden, sollten Sie sich zuerst gründlich darin unterweisen lassen.

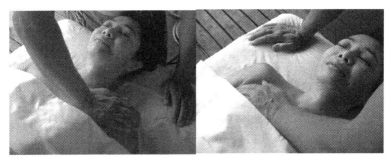

19. Kahi. Jetzt massieren wir Brust und Arme. Beginnen Sie mit den Brustmuskeln, die Sie mit *hamo*- und *kahi*-Streichungen einölen und über die Sie Ihre Hände in der abgebildeten Stellung langsam nach außen bewegen. Dann stellen Sie sich etwas seitlicher, stützen den Arm am Ellenbogen ab, legen ihn nach oben und tragen in langen Streichungen vom Ellenbogen über die Achselhöhle bis zum seitlichen Rumpf Öl auf. Bleiben Sie dabei mit Ihrer Hand in Tischnähe (siehe Foto oben links).

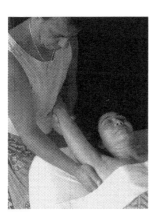 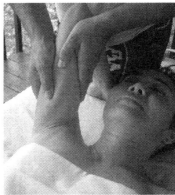

20. Kūpele und kaomi. Beugen Sie den Arm des Klienten, lassen Sie seine Hand am Kopfende des Tisches ruhen und fixieren Sie sie dort mit Hilfe Ihres Körpers. Dann behandeln Sie den Trizeps mit gleichmäßigen, sich überschneidenden *kūpele*-Griffen. Benutzen Sie dabei die ganze Handfläche und nicht nur die Daumen (siehe Foto oben rechts).

Anschließend legen Sie den Arm an der Seite des Klienten ab. Stellen Sie sich dann in die Nähe der Hand mit dem Gesicht zur Schulter. Nach ein paar tiefen *kahi*-Streichungen auf dem Fingerstrecker des Unterarms und ein paar mittelstarken über den gesamten Arm, behandeln Sie den Unterarm mit der *kaomi*-Technik.

Dann behandeln Sie den ganzen Arm von der Schulter hinab zum Handgelenk mit *lomilomi*-Griffen. Zum Abschluss kneten Sie die Handfläche des Patienten und massieren die Finger. Die Handfläche verträgt kräftigen Druck. Vergessen Sie auch nicht, die Adern auf dem Handrücken mit sanften, beruhigenden *kahi*-Streichungen in Richtung Herz zu massieren.

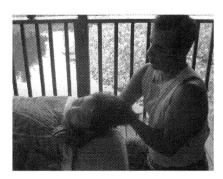 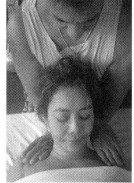

21. Nackendehnung und *küpele*. Wärmen Sie die Halsmuskeln auf, indem Sie mit den Fingern tief in den Nacken hinein massieren. Dann heben Sie den Kopf vorsichtig vom Tisch und benutzen dabei Ihre Unterarme als Hebel. Dadurch werden alle Rücken- und hinteren Halsmuskeln gedehnt. Bewegen Sie sich dabei langsam, machen Sie während der tiefen Dehnung keine ruckartigen Bewegungen und erzwingen Sie sie nicht. Achten Sie darauf, dass Sie beim Anheben des Kopfes nicht Ihren eigenen Rücken belasten.

Es ist nie zu spät, um sich nach dem Gesundheitszustand des Klienten zu erkundigen und nach Schmerzen, größeren Operationen, Hautproblemen oder Verletzungen zu fragen. Wenn eine Erkrankung oder eine vor kurzem erlittene Verletzung das Gewebe beschädigt hat, vertragen die Gelenke keine extremen Dehnungen. Viele Menschen leiden an den Folgen eines Schleudertraumas. Achten Sie deshalb auf abwehrende oder besorgte Reaktionen Ihres Klienten.

Legen Sie dann den Kopf wieder ab und massieren den Nacken und den oberen Trapezmuskel noch einmal mit *kūpele*-Griffen. In der Rückenlage kann man das Gewicht des Kopfes gut nutzen, um das tiefer liegende Gewebe zu erreichen.

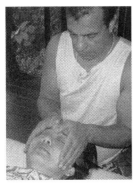 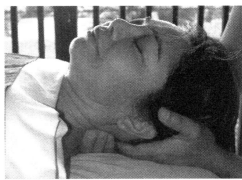

22. Po'o. Eine Massage des *po'o* (Kopfes) hilft dabei, die Gedanken zu beruhigen. Sie können Ihren Behandlungsablauf auch damit, also in der Rückenlage, beginnen. Eine Massage der gesamten Kopfhaut mit kreisenden Bewegungen kann überaus wirksam sein.

Bei dieser Gelegenheit kann man auch das ganze Gesicht massieren. Man entschuldigt sich, um sich schnell die Hände zu waschen und säubert dann mit einem angewärmten Tuch das Gesicht von Schmutz und Öl und öffnet dabei die Poren. Für das Gesicht sollte man eine leichte Creme (z.B. Avocado- oder *kukui*-Nussöl) benutzen. Auch die Ohrläppchen sind dankbar für eine Massage. Rollen und dehnen Sie sie sanft zwischen Daumen und Zeigefinger. Außer auf Augen, Nase, Mund und Hals kann man gewöhnlich mit mittelstarkem Druck massieren. Während man über dem Klienten steht, sollte man nicht direkt in sein Gesicht atmen oder sprechen.

23. Abschließendes *pule*. Atmen Sie tief durch, bitten Sie, von bedingungsloser Liebe erfüllt zu sein und sprechen Sie laut oder still ein Gebet Ihrer Wahl. Nun ist der Zeitpunkt gekommen, sich langsam aus der während der Behandlung entstandenen Nähe zu lösen. Erinnern Sie sich, dass jeder selbst die volle Verantwortung für sein Wohlbefinden trägt und dass Sie Gottes heilende Energie weiterleiten. Visualisieren Sie die vollkommene Gesund-

DIE PRAXIS

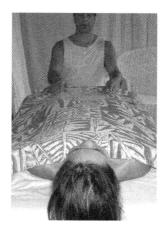

heit Ihres Klienten. Dann sollten sie beide einen tiefen, von Dankbarkeit erfüllten Atemzug machen. Atmen Sie *mana* ein und atmen Sie *aloha* aus. Segnen Sie Ihren Klienten und danken Sie ihm.
Mahalo, pau! 'Āmene. (Danke, es ist vorüber! Amen. Und so ist es.)

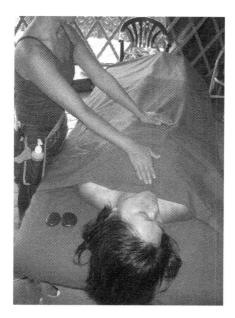

I pa'a ke kino o ke keiki i ka lā'au.
Die Medizin möge den Körper des Kindes kräftigen.

6

Hawaiianische Heilmittel

Lāʻau Lapaʻau

Ein Teil der hawaiianischen Kultur, der uns erhalten geblieben ist, ist die Verwendung der traditionellen Heilmittel. Obwohl reichlich über die überlieferte Anwendung der Pflanzenheilmittel bekannt ist, werden sie im Alltag eher selten gebraucht, da in Hawaiʻi über 80% der Nahrung und Medizin vom US-amerikanischen Festland eingeführt werden.

Pflanzliche *lāʻau* (Heilmittel) haben eine unmittelbare physiologische Wirkung auf den Körper. Bäume, Büsche, Früchte und Blüten mit medizinischen Eigenschaften wachsen überall wild auf den Inseln und viele werden aufgrund ihrer dekorativen Schönheit geschätzt. Von den Bergen bis hinab zur Küste kann man das ganze Jahr hindurch eine Vielzahl von Heilpflanzen finden. Ihre richtige medizinische Verwendung ist allerdings eine Kunst und Wissenschaft. Wer ohne fachkundige Anleitung experimentiert und lediglich ein Teilwissen über die Verwendung der Pflanzen besitzt, riskiert Krankheit oder Tod. Viele in der hawaiianischen Heilkunst gebräuchliche Pflanzen werden heute als giftig eingestuft.

Der *kahuna lā'au lapa'au* (Pflanzenheilkundige) beherrschte die Kunst, Mischungen zusammenzustellen und Heilmittel zu verordnen. Früher verfügte man über ein umfangreiches Wissen über Pflanzenheilmittel. Innerhalb der *'ohana* gab man die Rezepte weiter und die Dorfbewohner wussten, wer sich mit den verschiedenen Behandlungsformen auskannte.

Die Zahlen vier und fünf spielten bei medizinischen Bräuchen eine große Rolle und noch heute beziehen sich die Ältesten auf diese Zahlen, wenn sie etwas mit einer „Handvoll" zählen oder abmessen. Das Sammeln der Pflanzen war Bestandteil der aufwändigen Heilungszeremonie und wurde meist am frühen Morgen mit großer Ehrfurcht und Konzentration durchgeführt. Oft wurde die Zeit, in der man die verordneten Kräuter und Nahrungsmittel sorgfältig und nach genauen Vorschriften zubereitete und aß, in fünftägige Abschnitte eingeteilt. Man pflückte z.B. eine Anzahl sehr junger Guavenblätter in Büscheln von jeweils fünf und verwendete sie bei Durchfall. Bei chronischen Krankheiten nahm man Pflanzen auch an „fünf mal fünf" aufeinander folgenden Tagen zu sich. Das Zählen von Fisch oder *taro* in *kauna* (Vieren) ist ebenfalls eine alte Tradition, die man bei den meisten pazifischen Inselbewohnern findet.

Auf den Zeichnungen in den alten medizinischen Schriften ist der obere Rumpf des Körpers vom *piko* (Nabel) bis *umauma* (Brust) abgebildet. Diese Zeichnungen stellen die Muster und Bereiche der Krankheiten dar, die man durch Abtasten diagnostizierte. Die Diagnose durch fachmännisches Abtasten des Gewebes – *hāhā* genannt – war in Hawai'i sehr weit entwickelt. Beulen oder feste Stellen, die einzeln, vermehrt oder haufenweise auftraten, gaben genaue Auskunft über die Eigenheiten der Krankheit. Diese *hāhā*-Zeichnungen wurden auch im Unterricht des *haumana* (Schülers) verwendet, der das Abtasten mit Hilfe eines *papa 'ili'ili* (Tischs mit Steinchen) übte. Anordnungen kleiner Steine stellten den Körper dar oder auch – im Astronomieunterricht – den Nachthimmel (siehe Abbildung Seite 124).

Nach der Diagnose der Krankheit stellte man ein Rezept zusammen. Die *'aumākua* offenbarten dem *kahuna* viel medizinisches Wissen in seinen Träumen. Wie bei allen Arzneien war besonders bei der inneren Anwendung die richtige Dosis entscheidend. Die Behandlung wurde durch den therapeutischen Brauch des *pani* abgeschlossen, der das Ende der eingeschränkten Kost markierte, die dem Patienten verordnet worden war. *Pani* bestand meist aus bestimmten Meeresfrüchten und diente vermutlich zur Stärkung des Körpers.

In der Geschichte der hawaiianischen Pflanzenheilkunde gab es viele große Herausforderungen. In der Frühzeit hatten die Heiler keinen Zugang zu Wissen, das über ihre unmittelbare Umgebung hinausging. Obwohl sie über detaillierte Gesänge und Traditionen verfügten, hatten sie keine schriftlichen medizinischen Nachschlagewerke wie die der Chinesen, die jahrtausendelang gewachsen waren und bis ins 3. Jahrtausend v.Chr. reichen. Die hawaiianischen Ärzte besaßen zwar eine gut entwickelte Intuition, aber auch einen blühenden Aberglauben. Als Folge der Ankunft der Fremden, besonders der europäischen Seeleute, wurden Zehntausende der hawaiianischen Bevölkerung dahingerafft. Im Laufe der ansteckenden Epidemien, die in ganz Hawai'i wüteten, begannen die einheimischen Ärzte in der Mitte des 19. Jahrhunderts an der Wirksamkeit ihrer traditionellen Heilmittel zu zweifeln, die bei solch furchtbaren Seuchen wie Pocken und Cholera fast keinerlei Wirkung zeigten.

1867 trafen sich hawaiianische Praktizierende zu einer großen Konferenz auf Maui und gründeten eine Gruppe namens „Ahahui Laau Lapaau" (von Wailuku, Maui), um Maßnahmen zum Schutz ihres Volkes und die zukünftige Rolle der traditionellen einheimischen Praktizierenden und Heilmittel in der Gesundheitsversorgung zu diskutieren. Die De-Facto-Regierung hatte ein Gesundheitsministerium gebildet, deren selbsternannte Aufgabe es war, sämtliche Angelegenheiten der öffentlichen Gesundheitsversorgung zu diktieren, die „Zauberei" zu beseitigen und das Praktizieren von „Quacksalbern" zu verhindern. Man wollte den „gottlosen, rückständigen Völkern" ihre Bräuche abgewöhnen und ihnen eine bessere Hygiene beibringen. In der allgemein verzweifelten Situation führten diese 21 einheimischen Praktizierenden einige ehrliche und gut dokumentierte Untersuchungen über die Gültigkeit und Umsetzbarkeit ihres Wissens sowie über die gesetzlichen und ethischen Folgen einer Fortsetzung ihrer Ausübung durch. Der Gesetzgeber verabschiedete das am 23. Juni 1868 von Kamehameha V. unterschriebene Gesetz zur Bildung einer hawaiianischen Gesundheitskommission. Unter „Papa Ola Hawaii", der Kommission unter König Kalakaua, stellte man Zulassungen für $10 und später für $20 aus. Aber die ausländischen Mitglieder gaben der „minderwertigen" hawaiianischen Medizin noch immer die Schuld für die hohe Sterblichkeit in Hawai'i und nach wenigen Jahrzehnten herrschten die Gesetze der Europäer und Amerikaner im gesamten Königreich. Obwohl damit alle Zulassungen ungültig wurden, gibt es im Archiv des Bishop Museums Schriften, die den heimlichen Fortbestand der traditionellen Bräuche belegen. Die offensichtliche Verachtung der eingewanderten Bürger der De-Facto-Regierung angesichts der fehlenden Kontrolle über die Einheimischen verrät ihre eigennützigen Motive.

Das 1994 veröffentlichte Buch *Must We Wait in Despair* von Malcolm Naea Chun enthält einen faszinierenden Bericht über diese Ereignisse. Viele einheimische Heilkundige ordneten, bestimmten und dokumentierten ihre Heilbehandlungen in Berichten, die sie der Gesundheitskommission präsentierten – „zum Wohle aller, damit [traditionelle Heiler] praktizieren dürfen." Sie hofften, die Kommission würde einheimischen Heilern Zulassungen ausstellen, aber sie fühlten sich auch ohne Erfolg verpflichtet, diesen Weg weiterzugehen. Die Praktizierenden waren zwischen 27 und 63 Jahre alt und in *hāhā*, Kinderkrankheiten, *nānā maka* (Beobachtungsfähigkeit), *mō'ike* (Traumdeutung) und teilweise auch in Schwarzmagie ausgebildet.

Zwei in Hawai'i geborene Pflanzenkundige, die über ein großes Wissen verfügen und heute auf der Big Island lehren, sind Kai Kaholokai aus Kawaihae (siehe linkes Foto auf der nächsten Seite) und Ikaika Keahiolaikaikaotalani Dombrigues aus Hilo (siehe rechtes Foto auf der nächsten Seite). Sie lernten bei inzwischen verstorbenen Oldtimern wie David „Kawika" Kaalakea, Harry Mitchell, Tommy Soloman, Henry Auwae, Kalua Kaiahua und vielen anderen.

HAWAIIANISCHE HEILMITTEL

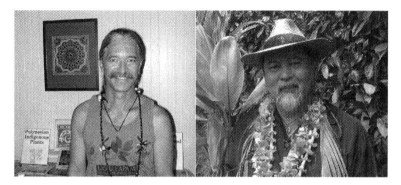

Kai studierte außerdem Ayurvedische Medizin, und er klassifiziert Krankheiten und einheimische Pflanzen nach ihren elementaren Eigenschaften (bitter, süss, salzig usw.). Wenn er nicht unterrichtet, baut er zu Hause Kräuter an und stellt einzigartige Heilmittel her.

Da es so viele falsche Informationen über die wahre hawaiianische Geschichte und Kultur gibt, besteht Kahuna Ikaika auf der exakten Wiedergabe der Lehren wie er sie gelernt hat. „Das Wissen, das an mich weitergegeben wurde, war *tabu*, deshalb verweigere ich die moderne Vermarktung von Kräutern und der Heilung, die von Ke Akua (Gott) kommt."

Alle Inseln haben im Laufe der Zeit große Pflanzenkundige hervorgebracht, z.B. Richard Kekuni Blaisdell, seine Nichte Nalani Minton, Alapai und William Kahuena, Kalama Makaneole, Kapiiohookalani Lyons Naone, Papa I'i, Levan Ohai, June Gutmanis, Ken Kamakea, Bill und Rachael Kanekoa, Joseph und Kaipo Kaneakua sowie Joe Hamakua.

Es gibt Hunderte von hawaiianischen Substanzen mit medizinischen Eigenschaften und viele gute Bücher darüber. Die vollständigen hawaiianischen Namen beschreiben oft die Farbe, den Wuchs und die Eigenschaften der Pflanze – wo sie wuchs, ob allein oder zu mehreren, wie und wann sie gesammelt oder geerntet wurde, wie vollkommen sie geformt war und ob das jeweilige *kapu* beachtet oder *oli* rezitiert wurde. Man glaubte, dass all diese Faktoren die Wirkung der Arznei beeinflussten.

Aufgrund der Kraft und Wirkung der Pflanzen und Arzneien sollten Sie besonders bei der inneren Anwendung nicht mit ihnen experimentieren. Lassen Sie sich zuerst von einem Fachmann oder einem Arzt für Naturheilverfahren beraten.

In Hawai'i gibt es viele Gärtnereien, die heimische (in Hawai'i beheimatete) und endemische (nur in Hawai'i vorkommende) Pflanzen führen, sowie private und staatlich geförderte Verbreitungsprogramme, die viele dieser Pflanzen verkaufen. Außerdem gibt es zahlreiche Wiederaufforstungsprojekte zur Förderung der heimischen Pflanzen und Ausrottung der fremden Invasoren.

Die folgende Zusammenfassung beschreibt die häufigsten und beliebtesten Pflanzen der hawaiianischen Heilkunst aus Vergangenheit und Gegenwart. Viele bezeichnet man als eingewanderte Pflanzen, da sie von den Polynesiern auf ihren Kanus von weither mitgebracht wurden.[13] Die folgenden Beschreibungen stammen aus vielen mündlichen und schriftlichen Quellen, die im Anhang des Buches zum Teil namentlich aufgeführt sind.

- **'Awa** (*Piper methysticum* / kava-kava). Ein aus den Wurzeln und Wasser bzw. Kokosnussmilch hergestelltes entspannendes und schmerzstillendes Getränk, das man bei Kopfschmerzen, Schlaflosigkeit, Lungenproblemen und Angstzuständen einnimmt. Man trank es gewöhnlich aus einer 'apu 'awa (Kokosnussschale) und es war ein beliebtes Getränk nach harter Arbeit. In fermentierter Form kann es eine berauschende Wirkung haben. Es war ein heiliges zeremonielles Getränk und eine angemessene Opfergabe für die Götter.

- **'Awapuhi** (*Zingiber zerumbet* / Ingwer). Die Wurzeln oder unterirdischen Stiele kann man sowohl essen als auch für medizinische Zwecke verwenden. In rohem oder gekochtem Zustand ist Ingwer für seine verdauungsfördernde, antibakterielle und antivirale Wirkung bekannt. Er ist auch bei der Bekämpfung von Parasiten im Körper nützlich.

- **'Ilima** (*Sida fallax* / Malve). Die zarten orangefarbenen Blüten, die man manchmal auch für *leis* verwendet, wurden bei Frauenbeschwerden oder als mildes Abführmittel gekaut. Die Rinde der Wurzel kann stärkend wirken.

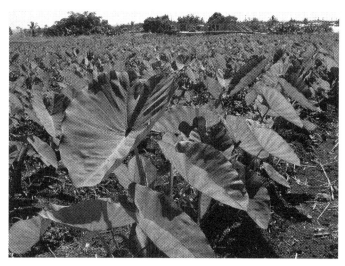

• **Kalo** (*Colocasia esculenta* / taro). Kalo (siehe Foto oben) war und ist eine der wichtigsten polynesischen Pflanzen. Die Blätter und Wurzeln der ca. 30 (trockenen und nassen) Arten gehörten zu den Grundnahrungsmitteln. Die rohen Wurzeln bestimmter Arten wurden geraspelt und als Abführmittel verwendet. Mit den geschnittenen Stielen kann man Insektenstiche behandeln.[14] *Poi* (zerstampfter taro) ist eine beliebte, leicht verdauliche Nahrung für Babys und Menschen, die Milch oder andere Nahrung nicht verdauen können.

• **Kī** (*Cordyline terminalis* / ti). Die Ti-Pflanze ist beliebt bei der Gartengestaltung und wird gern neben Häuser gepflanzt, da ihrer *mana* eine beschützende Wirkung nachgesagt wird. Saft und Tee aus Wurzeln, Blüten und jungen Blättern waren heilsam für die Lungen und reinigten den Darm.[15] Später stellte man aus der Wurzel ein berauschendes Getränk her, das *'ōkolehao*. Zur Senkung von Fieber entfernt man Stiel und Adern aus den kühlen, feuchten Blättern und legt sie auf die Stirn. Auch bei einer Massage mit heißen

Steinen verwendet man die Blätter und legt sie mit ihrer glänzenden Seite auf die Haut. Sie eignen sich außerdem vorzüglich, um Nahrung einzuwickeln und zu dämpfen.

- **Kō** (*Saccharum officinarum* / Zuckerrohr). Man benutzte es oft, um bittere Medizin zu süßen. Der frische Saft des Zuckerrohrs ist im Gegensatz zum raffinierten und gebleichten Kristallzucker gesund. Die Hawaiianer kauten und lutschten das innere Teil des Rohrs.

- **Koʻokoʻolau** (*Bidens spp.* / Behaarter Zweizahn). Heute ist es ein beliebtes Stärkungsmittel, dessen Blätter als Tee vermarktet werden. Es ist für seine positive Wirkung bei Schwäche und Gicht bekannt.[16] Das weit verbreitete Kraut kann bei Darm- und Leber-problemen lindernd wirken.[17]

- **Kuawa** (*Psidium guajava* / echte Guave). Sie enthält viel Vitamin C und Kalzium und ist beliebt als Fruchtgetränk, -gelée und -marmelade. Der Saft der Blattknospen wird äußerlich bei Verstauchungen und Verletzungen angewandt und innerlich bei Durchfall. Man zerstampfte, kochte und seihte die Wurzeln und trank die Flüssigkeit bei Darmblutungen.[18] Man kann sie auch bei Nerven-, Muskel- und Knochenschmerzen verwenden.[19] Ein übermässiger Gebrauch kann zu Verstopfung führen.[20]

- **Kukui** (*Aleurites moluccana* / Kukuibaum). Man verwendete alle Teile dieses imposanten Baums. Die rohen Kerne der Nüsse benutzte man als Abführmittel und die gebackenen und zerstampften Nüsse bei Magengeschwüren, für Einläufe, Mundspülungen und Wunden.[21] Saft, Rinde, Blätter und Blüten werden für *tapa*-Farben, Einläufe, bei Soor und Hautkrankheiten verwendet.

- **Limu** (*Sargassum echinocarpum* / Braunalge). Zartes *limu* aus dem Ozean und Süßwasserteichen ist heute noch so beliebt wie früher. Es ist mineralreich, stärkt das Blut und ist eine beliebte Zutat für *poke* (rohen Fisch). Äußerlich wurde es zur Durchblutungsförderung angewandt.[22]

HAWAIIANISCHE HEILMITTEL

- **Lūkini** oder **wapine** (*Cymbopogon citratus* / Zitronengras). Die ursprünglich aus Indonesien stammende, beliebte Pflanze wächst in Hawai'i, wird oft in Suppen oder Tees verwendet und ist ein Mittel bei Magen-, Darm-, Blasen- und Leberbeschwerden.[23]

- **Mai'a** (*Musa sp.* / Banane). Sie ist eine nährstoffreiche Nahrung und man verwendete den vitaminreichen Saft der großen Blütenknospe bei Verdauungsstörungen und Krämpfen.[24] Heute gibt es viele Bananenarten, die man sowohl roh als auch gekocht isst.

- **Māmaki** (*Pipturus spp.*). Der sehr leckere Tee dieser Pflanze wird heute als allgemeines Stärkungsmittel vertrieben. Früher benutzte man die Rinde für *tapa*-Stoff. Man kann sie bei Leber-, Blasen- und Darmbeschwerden verwenden.[25]

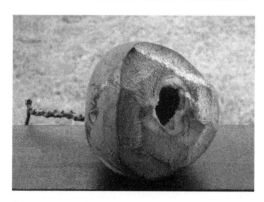

- **Niu** (*Cocos nucifera* / Kokosnuss). Neben dem harten Fleisch und der Milch der Kokosnuss, die heute überall erhältlich sind, nutzte man das Wasser und das weiche Fleisch der jungen Kokosnuss als Nahrung und Medizin, besonders in Rezepten gegen Erkältungen.[26] Es ist auch bei Diabetes, hohem Blutdruck, für die Darmreinigung und bei Nieren- und Leberbeschwerden nützlich. Man verwendete jeden Teil der *niu*, einschließlich Schale, Fasern, Blättern, Stamm und Nüssen.[27] Das Foto zeigt eine geschnittene grüne Kokosnuss, aus der man das weiche, köstliche *kaniuhaohao*

(Löffelfleisch) herauslöffeln kann.
- **Noni** (*Morinda citrifolia* / Indische Maulbeere). Die gelbe Frucht ist ein kräftiges Antioxidans und enthält viele terpene Verbindungen und Vitamin C. 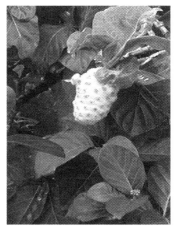 Man kann die Blätter über einer offenen Flamme oder elektrischen Heizdrähten erhitzen und auf Verstauchungen oder Zerrungen legen, um die Heilung zu unterstützen. Man zerstampft die unreife grüne Frucht mit Salz und verwendet sie als Umschlag bei Knochenbrüchen und die reife Frucht als Umschlag bei Infektionen, Tumoren und Haarausfall bei jungen Menschen.[28] *Noni*-Saft kann bei hohem Blutdruck und der Bekämpfung von Läusen und Würmern helfen. Gewöhnlich bereitet man sie zu, indem man die übel riechende, reife Frucht monatelang in Gefäßen in der Sonne fermentieren lässt. Alternativ dazu kann man aus der frischen Frucht einen kalten Milchshake oder ein mit gestoßenem Eis vermischtes Getränk bereiten, damit sie besser schmeckt.[29] Bei manchen Beschwerden kann sie zu säurehaltig sein und sollte deshalb vermieden werden.[30] Aus den Wurzeln gewann man ein gelbes Färbemittel.
- **'Ōlena** (*Curcuma domestica* oder *longa* / Pfeilwurz). Man nutzt die medizinischen Eigenschaften dieser stark antiseptisch und entzündungshemmend wirkenden Wurzel für die Behandlung von offenen Magengeschwüren, Stirnhöhlenentzündung und Ohrenschmerzen. Diese „Augen-, Ohren-, Nasen- und Halsarznei" ist auch ein orangefarbenes Färbemittel, das man häufig für Segnungen und *hula*-Altäre verwendete.
- **Pia** (*Tacca leontopetaloides* / Ostindische Pfeilwurz). Die zubereiteten Knollen werden zu Pulver getrocknet und in vielen Rezepten bei Ruhr und Durchfall verwendet.[31]

- **Pōpolo** (*Solanum nigrum* / Schwarzer Nachtschatten). Die wilden schwarzen Beeren enthalten giftige Alkaloide. Die jungen Blätter werden gegessen oder zur Linderung von Erkältungen verwendet.[32] Kleine Mengen der Blätter und Beeren können das Immunsystem stärken und bei Blutdruckkrankheiten helfen; sie fördern die Bildung der roten Blutkörperchen.[33]

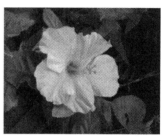

- **Pua aloalo** (Hibiskus). Die Blüte ist ein beliebtes Mittel gegen Furunkel und die jungen, ungeöffneten Knospen werden vor den Wehen genommen, um den Geburtsvorgang zu unterstützen.[34] Sie ist die offizielle Blume des Staates Hawai'i.

- **'Uala** (*Ipomoea batatas* / Süßkartoffel). Die rohen Knollen verwendet man entweder als ein Gurgelmittel bei Halsschmerzen oder verwandelt sie durch Kochen in ein nährstoffreiches Gericht. Heute ist die violette Sorte beliebt, die hauptsächlich auf Moloka'i wächst.

- **'Ulu** (*Artocarpus altilis* / Brotfrucht). Sie ist ein weiteres Grundnahrungsmittel und man isst ihre großen, stärkehaltigen Früchte entweder, wenn sie reif und weich sind, oder man kocht die harten Früchte wie Kartoffeln. Den klebrigen, milchigen Saft verwendete man bei Hautproblemen, Schnittwunden oder offenen Stellen im Mund. Besonders wenn es kein *taro* gab, stampfte man *'ulu* zu *poi*. Aus den Baumstämmen stellte man Kanus, Trommeln und Surfbretter her.

Weitere *Mea Lapa'au*

Außer Pflanzen verwendeten die Hawaiianer regelmäßig verschiedene tierische und mineralische Substanzen aufgrund ihrer medizinischen Eigenschaften. Die folgende Auswahl stellt einige von ihnen vor.

- **'A'ama** (schwarze Krabbe). Das Fleisch und der Saft, die man aus der ungekochten schwarzen Krabbe heraus lutscht, gilt als besondere Delikatesse. *Pāpaʻa* ist eine andere geläufige Bezeichnung für Krabbe.

- **ʻAʻawa** (Lippfische). Man aß viele verschiedene Fischarten und züchtete sie in küstennahen Fischteichen, so dass man stets mit frischem Fisch versorgt war.

- **ʻAlaea** (rote, ockerfarbene Erde). Sie ist sehr eisenhaltig und wurde oft bei der Behandlung von Anämie und Blutungen verwendet. Sie ist ein gutes Mittel für Mütter, die gerade geboren haben sowie bei Krebs oder AIDS[35] und dient zur Stärkung des Blutes, bzw. zur Bildung roter Blutkörperchen. Die Hawaiianer mischen davon einen Viertelteelöffel mit Wasser und trinken es. Wichtig ist, dass es sich um saubere Erde handelt.[36] *ʻAlaea*, das oft fälschlich *alae* genannt wird, ist Bestandteil von hawaiianischem roten Salz (siehe unten), das man gern zum Kochen und für *lomilomi*-Behandlungen verwendet. Man kann auch ätherische Öle mit dem Salz mischen, damit sie sich besser verteilen, wenn man sie in warmes Wasser gibt.

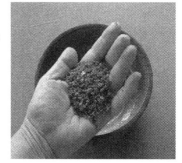

- **Hāʻae** (menschlicher Speichel). Aufgrund seines hohen Enzymgehalts ist er wichtig für die Verdauung von Stärke. Deshalb kaute man *taro*, *ʻulu*, und Süßkartoffeln häufig für die *keiki* (Kinder) vor.

- **Heʻe** (Tintenfisch). Die *ʻalaʻala* („Tintentasche" im Kopf) wurde über dem Feuer geröstet und ergab mit einem Kukuinuss-Dressing ein sehr nährstoffreiches Gericht.[37]

- **Honu** (Grüne Meeresschildkröte). Das magere und nahrhafte Fleisch aß man früher so häufig wie Fisch. Das Fett war besonders wertvoll und wurde bei Hautkrankheiten und Verbrennungen gebraucht. Auch für den Panzer gab es eine medizinische Verwendung. Die Schildkröte war früher weit verbreitet, doch die Fremden überfischten sie und exportierten ihr Fleisch bis sie vom Aussterben bedroht war. Heute sind die Meeresschildkröten durch Gesetze geschützt und ihr Bestand hat sich erholt.

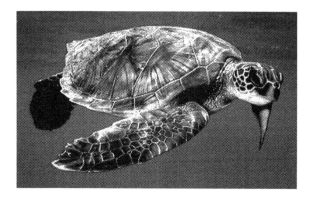

- **Hua** (Eier). Es gibt einige Hinweise auf die Verwendung von Hühner- und Spinneneiern.

- **Huʻa kai** (Meeresgischt). Man mischte sie unter verschiedene Zubereitungen, um diese feucht und salzig zu machen.

- **ʻIna** oder **wana** (Seeigel). Außer dieser Art mit kurzen Stacheln namens Laterne des Aristoteles gab es noch einige andere.

- **Lānahu** (Kohle) und **lehu** (Holzasche). Diese beiden Substanzen wurden Mischungen beigegeben, um ihre Konsistenz zu verbessern.

- **Lepo** (Erde). Man verwendete Erde aus den eisenhaltigen *ʻalaea*-Gründen oder von einem *loʻi* (*taro*-Feld).

- *Mimi* (Urin). Manchmal mischte man Urin mit Steinsalz für Umschläge bei Verstauchungen.[38] Man sagt ihm auch eine lindernde Wirkung bei alkalischen Stichen (z.B. von Quallen) nach.

- *'Ōpae* (Krabbe). Sie lebt in Flüssen und brackigen Teichen und wird gern aufgrund ihrer medizinischen Eigenschaften verzehrt.

- *'Ōpihi* (Napfschnecke). Diese sehr begehrte Nahrung ähnelt Austern, wächst auf Küstenfelsen und ist eine sehr nährstoffreiche und teure Delikatesse. Früher mischte man den weichen Teil mit *poi* und Süßkartoffeln und fütterte damit Kinder ab sechs Monaten.[39]

- *Pa'akai* (Salz). Bei der Zubereitung von Essen und Medizin gab und gibt es für hawaiianisches Meersalz unzählige Verwendungen. Zusammen mit Wasser ist es ein ausgezeichnetes Gurgelmittel bei Halsschmerzen.[40] Man machte auch heiße Wickel mit dem Steinsalz, indem man es erhitzte, in ein Tuch wickelte und bei Muskelschmerzen und Rheuma verwendete.[41]

- *Wai* (Süßwasser). Neben Flüssen und Wasserfällen bezeichnet man damit jede Flüssigkeit außer *kai*. *Wai lani* beschreibt reines Regenwasser, das von *taro*-Blättern aufgefangen wurde, *wai puna* bezieht sich auf Quellwasser.

- *Wai kai* (Salzwasser). Es gibt viele praktische Verwendungsmöglichkeiten für salziges Wasser. Für die innere Reinigung verdünnt man *kai* (Meerwasser) mit *wai*. Sobald es dem ph-Wert des Körpers entspricht, wird es von ihm weder absorbiert noch zu ihm durchgefiltert, was es zu einem wirksamen Abführmittel macht.[42]

- *Waiū* (Milch). Ein gutes fettlösliches Mittel in Zubereitungen und besonders nahrhaft für Junge und Schwache.

HAWAIIANISCHE HEILMITTEL

Es gibt viele ausgezeichnete Bücher über hawaiianische Pflanzen und Medizin. Wenn Sie sich eingehender informieren wollen, möchte ich Ihnen einen Besuch des Archivs des Bishop Museums sowie der botanischen Gärten, Universitäten, Museen und Bücherein in Hawai'i ans Herz legen.

'Ike 'ia nō ka loea i ke kuahu.

Den Experten erkennt man am Altar, den er baut. Ob jemand ein Experte ist, zeigt sich an dem, was und wie gut er es macht.

7

Die Heilkundigen

Kāhuna und Praktizierende

Unter den verschiedenen Meistern, Heilern und Ärzten, die es in den meisten hawaiianischen Dörfern gab, ist der *kahuna* der bekannteste. Ein *kahuna* (Mehrzahl: *kāhuna*) ist ein Meister oder Kundiger seines speziellen Wissensgebietes oder Handwerks, dessen Studium er sein Leben widmet. Der Begriff beschreibt Ärzte, Baumeister, Wissenschaftler, Landwirte, Weissager, Navigatoren, Schnitzer sowie Heiler und Handwerker. Früher waren *kāhuna* oft Priester oder wurden als spirituelle Älteste verehrt. L.R. McBride bezeichnet sie in seinem Buch *The Kahuna* als Meister bestimmter Gebiete, die „die Verantwortung weitergaben, wie man Ressourcen bewahrt, Wissen vergrößert und neuen Situationen im Rahmen der Naturgesetze und der menschlichen Natur begegnet".

Diese Naturgesetze waren universelle Gesetze und wer im Besitz dieses Wissens war, hatte sowohl echte Macht als auch große Verantwortung. Menschen mit wirklichen Fähigkeiten in Bezug auf ihre Abstammung, Intelligenz, Begabung, Hingabe, ihren Wert und ihre Lernbereitschaft wurden erwählt, um eine bestimmte Kunst zu erlernen und auszuüben. Sie gingen Jahrzehnte in die Lehre, beobachteten ihren *kumu* unzählige Stunden bei der Arbeit und perfektionierten ihre Fähigkeiten. Allein dies war eine Art Weihe, denn die Tätigkeiten konnte man im Gegensatz zu heutigen Berufen nicht selbst wählen.

Ein wesentlicher Bestandteil sämtlicher Bräuche der *kāhuna* war *pule* und es ist noch immer das Geheimnis, das sich hinter ihrer echten Kraft verbirgt. Das Archiv des Bishop Museums in Honolulu enthält Aufzeichnungen, die die Fähigkeit der *kāhuna* beschreiben, „das Geschlecht des Kindes der *hāpai* (schwangeren) Mutter durch Hellsehen, einen tranceähnlichen Zustand oder eine Offenbarung im Traum vorherzusagen." Andere Schriften schildern, dass „die Schwangerschaft schon immer als Zeit galt, in der Mutter und Kind Gefahr von bösen, übersinnlichen Mächten drohte". In diesem Fall machte der *kahuna kāhea* mit seiner überlegenen Gegenmedizin und *pule* den Machenschaften des *kahuna 'anā'anā* vielleicht ein Ende. „In ihren Gebeten konzentrierte sich die Kraft, die ihrem Inneren entsprang", schreibt McBride.

Meister seiner Kunst wurde man durch das Auswendiglernen riesiger Mengen Informationen – oft in Form von Gedichten und Gesängen. Durch deren fehlerlose Wiedergabe verbanden sich die *kāhuna* mit ihren *'aumākua* und Vorfahren und vergrößerten ihre persönliche *mana*. Aufgrund ihrer eleganten Rhythmen, lebendigen Bilder-sprache, enormen Bedeutungsfülle und Vielfalt ihrer konkreten, historischen und auf Legenden bezogenen Hinweise gehören diese alten Gebete und Gesänge nach Ansicht von Geschichtswissenschaftlern zu den schönsten der Welt.

Fischer und Bauern mussten zum Beispiel den Einfluss des Mondes auf Pflanzen, Wetter und Fischfang kennen und die Aufgangs- und Untergangspositionen von über 120 Sternen und deren Bewegungen am Himmel innerhalb des Jahres auswendig wissen. Jede Wind- und Regenart hatte einen Namen, der seine Art, Stärke oder Richtung beschrieb. Die Wetterkundler mussten vorhersagbare Änderungen der Windrichtung und -stärke sowie das Verhalten von Vögeln und anderen Tieren, das den verschiedenen Wettermustern vorausgeht, beobachten. Alle Informationen, Zeugnisse und Geschichten aus der

DIE HEILKUNDIGEN

Vergangenheit, auf die man sich stützen konnte, mussten auswendig gelernt werden.

Die Heiler kannten Hunderte von Pflanzenheilmittel und viele Methoden zur Verbesserung des Wohlbefindens. Neben den Praktizierenden der *lomilomi*-Massage gab es viele andere Arten von *kāhuna* und Wissenshütern, z.B. den *kauka* (Arzt), *kupuna* (Ältesten oder Vorfahr), *kahu* (Wächter) und *kumu* (Lehrer). Siehe dazu auch die ausführliche Liste im Glossar.

Der *kahuna* besaß sehr viel *mana*, denn ohne *mana* waren die Fähigkeiten auf ein rein menschliches Niveau beschränkt. Greg Scott, der Verfasser von *Pacific Voyager Cards*, ermuntert alle Praktizierenden, vor Beginn einer Massage ihre *mana* zu stärken. „Ohne *mana*", schreibt er, „ist *lomilomi* nur viel Kneten." Im 3. Kapitel finden Sie Tipps, wie Sie Ihre *mana* vergrößern können.

Auf den folgenden Seiten werden in loser Folge einige der Ältesten und Fachleute vorgestellt, die die hawaiianischen Heilkünste am Ende des 20. Jahrhunderts auf der Big Island ausübten und lehrten. Es gibt viele andere mehr, besonders auf dem Gebiet der Pflanzenheilkunde. Manche von ihnen akzeptieren ihre Stellung als *kahuna*, während andere es vorziehen, ihre Fähigkeiten mit Hilfe von moderneren, christlichen Begriffen zu erklären. In jedem Fall waren, bzw. sind diese Ältesten wahre Schätze auf dem Gebiet der hawaiianischen *lomilomi* und Heilkunst. „Talking Story" ist ein hawaiianischer Ausdruck dafür, einander Gesellschaft zu leisten und ein Schwätzchen zu halten – die Porträts sind also keine offiziellen Interviews oder Lebensläufe.

TALKING STORY MIT

Aunty Margaret Machado

Während ihres gesamten erwachsenen Lebens traf man die berühmte Margaret Kalehuamakanoelulu'uonapali Machado zumeist umringt von einer Schar Besucher, Familienmitglieder und Schüler in South Kona

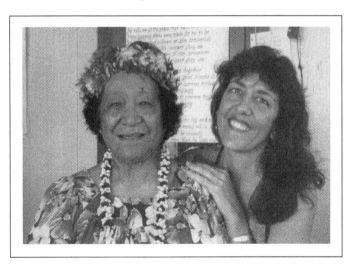

an. Sie unterrichtete und heilte unzählige Schüler und Patienten aus der ganzen Welt. Jahrelang gab sie ihren „letzten Kurs" in hawaiianischer *lomilomi* bis ihr Alter und ihre Gesundheit ihr schließlich vor einigen Jahren dazu rieten, sich in ihrem Haus in Kainaliu zur Ruhe zu setzen. Die heute von ihrer Tochter Nerita geleiteten Kurse sind mit Schülern gefüllt, die knapp einen Monat in der Nähe des Meeres im „*'ohana*-Stil" leben und lernen möchten.

DIE HEILKUNDIGEN

Auf einer alten und verwitterten Veranda gegenüber eines felsigen Strandes südlich der Kealakekua-Bucht haben Schüler aus allen Schichten und Berufen gelernt, wie man eine Ganzkörpermassage gibt und den Körper von Parasiten und Giften befreit. Die Veranda ist gewöhnlich mit Blumen, einem hübschen Portrait von Aunty und großen Zeichnungen des menschlichen Körpers mit Pfeilen und Behandlungsabläufen geschmückt. Ein Gebet in Postergröße mit dem Titel „Mein Gott und ich" erinnert uns daran, dass „Gott und ich zusammen über das Feld... in die Unendlichkeit gehen, wir spazieren und reden wie gute Freunde und wenn wir uns an die Hand nehmen, sind unsere Stimmen von Lachen erfüllt."

Aunty ist eine lebende Legende der liebevollen Berührung und ihre Bescheidenheit ist unerschütterlich. Während eines Besuchs traf ich sie in der Pause zwischen zwei Kursstunden in der Küche sitzend an. Ständig schauten Leute herein. Eine ehemalige Schülerin war mit der Zubereitung eines Salats für sämtliche Kursteilnehmer beschäftigt. Eine Nichte war zu Besuch. Ein anderer ehemaliger Schüler „schaute nur mal vorbei" und hatte leckeres Obst mitgebracht. Ein anderer Freund kochte ein Hauptgericht für alle und fragte: „Wie schmeckt dir das, Aunty?" Ich hatte ihr ein paar *lehua*-Blumen[43] aus Volcano mitgebracht, das auf der anderen Seite der Insel liegt, und sie wurden dankbar zu den vielen anderen Vasen mit frischen Blumen auf der Veranda gestellt. Sie hat das Glück, mit vielen treuen Freunden und Familienmitgliedern gesegnet zu sein, die ihr im Alltag behilflich sind.

Am Tag meines Besuchs gab mir Aunty ein paar ungestörte Augenblicke ihrer Zeit, in denen wir über die Vergangenheit sprachen. In den 80er Jahren unterrichteten wir in Kona und – lang ist's her – in den 60er, bzw. 70er Jahren bekamen wir unsere staatliche Massage-Zulassung, nachdem wir die „Richter" des Massageausschusses massiert hatten. Im Gegensatz zu heute mussten Masseure damals noch keine offizielle Ausbildung machen, bevor sie die staatliche Prüfung ablegten. Aunty bekam die Zulassungsnummer MAT-303 und ich MAT-697 – mittlerweile belaufen sich die Zulassungsnummern auf über 7000.

Als das Gespräch auf Huna-Schamanismus und die alten hawaiianischen Heilkünste kam, fasste sie die Dinge so zusammen: „Es gibt nur einen Gott und von ihm geht jede Heilung aus." Als eine fromme Siebenten-Tags-Adventistin glaubt sie, dass mit Hilfe von *pule* Gottes Seele unsere berühren und Gottes Heilkraft durch Heiler und Patienten fließen kann. „Wenn Deine Hände sanft und liebevoll sind, dann spürt dein Patient die Aufrichtigkeit deines Herzens." Außerdem legt sie großen Wert auf Vergebung durch *ho'oponopono*, die „Kunst der mentalen Reinigung durch Gespräch, Untersuchung und Gebet". Ihre Heilkräfte bekam sie von ihrem Großvater John „Ko'o" Au, der *ho'oponopono* sehr gut beherrschte, und von Jesus, wie sie sagt.

Heute sind ihre Schüler selbstständig arbeitende Lehrer und Praktizierende. Ihre langjährige Schülerin und Assistenzlehrerin Glenna Wilde, eine Naturheilerin, die im Sommer 2002 verstarb, diente Aunty viele Jahre lang treu, insbesondere bei den Kursen für innere Reinigung. Als Aunty 1973 anfing zu unterrichten, wurde sie von der hawaiianischen Bevölkerung dafür kritisiert, dass sie *lomilomi* der Öffentlichkeit zugänglich machte. Aber sie glaubte immer daran, dass dies ihr göttlicher Auftrag war und es ist ihren Anstrengungen zu verdanken, dass *lomilomi* eine Hauptrolle bei dem Wiederaufleben des Interesses an der alten hawaiianischen Heilkunst spielte. Viele ihrer Schüler fingen ihre Ausbildung in den 1970er und frühen 80er Jahren bei ihr an, u.a. Maka'ala Yates, Kaohu Monfort-Chang, Lisa Candelero, Danielle Coakley, Rae Ho'okano, Tamara Mondragon, Mary Golden und der verstorbene Steven Bogardus.

Viele ihrer Schüler erinnern sich noch daran, wie uns Aunty in ihren besten Jahren zu durchschauen vermochte. Sie sah direkt in unser Herz und unsere Seele hinein und las in uns wie in einem Buch. Sie sah durch die körperlichen Gebrechen hindurch und sprach zu unseren tiefsten Verletzungen, Ängsten und Gedanken. Ihre liebevollen Gaben werden stets in denjenigen weiterleben, die das Glück hatten, sie zu kennen und zu lieben.

REZEPT FÜR EINE 10-TÄGIGE DARMREINIGUNG MIT SALZWASSER

Die humorvollen und aufrichtigen Anweisungen der verstorbenen Glenna Wilde

Um wirklich heil zu werden, muss man von seiner stressgeplagten Lebensweise Abstand nehmen, sich ausgiebig Ruhe gönnen und sich dem Reinigungsprozess ausliefern. Man sollte die Mahlzeiten und Rezepturen von anderen zubereiten lassen. Ein wachsendes Wissen verstärkt und motiviert die eigene Heilung und reduziert eventuelle Scham oder Peinlichkeit. Die fäkalen Körperausscheidungen erzählen die Wahrheit über den Zustand des Dünn- und Dickdarms, also auch über das Blut und den allgemeinen Gesundheitszustand des Einzelnen.

ESSEN – Frische, enzym- und ballaststoffreiche Nahrung wie Salat, Papayas, rohe Früchte und Gemüse, etc.

TÄGLICH – Beten. (Wir standen immer um 6 Uhr früh auf.) Sport und sonnenbaden. Spazieren gehen und schwimmen.

Geht nach draußen und füllt eure Augen mit Schönheit! Nehmt Dampfbäder (abwechselnd heiß und kalt), um die Entgiftung durch die Haut anzuregen. Falls möglich, nehmt zum Abschluss ein Bad im Meer.

TRINKEN – Salzwasserrezeptur: 1/3 *kai* (sauberes Meerwasser) mit 2/3 *wai* (Süßwasser) mischen.

Dazu kann man Zitrone und Cayenne-Pfeffer geben. Im Dampfbad trinken, um den Mineralienhaushalt auszugleichen.

Am zweiten Tag trinkt ihr eine Mischung aus Flohsamen und Bentonit (Tonerde), die die Fäkalien in den Dickdarmzotten absorbiert. Nach der ersten Woche kocht ihr kleine Stückchen der *koali*-Stiele (blauen Winde) und bereitet damit einen Tee zu. Das wringt die inneren Organe aus wie einen Schwamm und reinigt die Leber wie Rizinusöl.

MASSAGE – Die Schwerkraft ist nicht unser Freund! Also legen wir uns mit dem Kopf nach unten auf unsere linke Seite auf eine schräge Unterlage. Das unterstützt sowohl den aufsteigenden als auch den queren Dickdarm, der gewöhnlich einen Vorfall hat. Massiert nun mit angezogenen Knien den Bauch im Uhrzeigersinn, um Fäkalien zu bewegen. Benutzt dafür Rizinusöl, denn es hat eine antivirale und antimikrobische Wirkung und wird vom Lymphsystem aufgenommen.

TALKING STORY MIT

Uncle Kalua Kaiahua

Selten sah man Kaluaokalanipaea Kaiahua ohne ein breites Lächeln im Gesicht. Er steckte voller Witze, Redensarten und weiser Geschichten, die uns daran erinnerten, wer wir wirklich sind. Als er im August 2000 verstarb, hinterließ er viele kleine Veröffentlichungen und Dutzende gut ausgebildete Schüler, die seine Arbeit aktiv fortsetzen.

Uncle Kalua wurde auf Moloka'i geboren und wuchs in Kalihi auf O'ahu auf. Sein Vater war Pflanzenheilkundiger und seine Mutter Krankenschwester. Sein lebenslanges

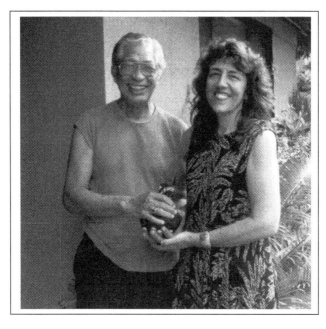

Anliegen bestand darin, die hawaiianischen Heilmethoden „durch ein soziales, professionelles und ethisches Angebot einer Verbindung von hawaiianischen und westlichen Heilkünsten" zu entwickeln. Er kombinierte alte und neue Heilmethoden, bei denen er Kräuter, Lavasteine, Massage, Humor, *aloha* und noch einmal Humor verwendete. Außerdem gab er jahrelang in Hawai'i, auf dem Festland der USA und in Europa Kurse zur Heilung von Körper, Geist und Seele.

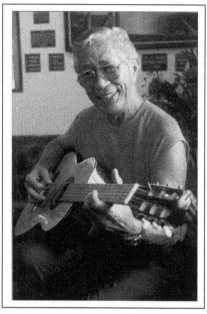

Uncle Kalua sang und spielte gern auf seiner Gitarre.

Uncle Kalua war ein bekannter *kupuna*, denn er reiste viel mit seiner Frau Annette, die sich um die geschäftliche Seite kümmerte. 1999 setzte er sich in seinem Haus auf Maui zur Ruhe, wo ein nie versiegender Strom von Besuchern auf eine Portion seiner *aloha* hereinschaute. Neben dem Körper seiner Klienten behandelte er auch immer ihre Seele. „Die Saat des Erfolgs liegt in unserer inneren Haltung." Diese Aussage veranschaulicht sein praktisches Wissen über *ho'oponopono*, der Methode für Körper und Geist, mit der man die Dinge berichtigen und klären kann. Von seinen Eltern lernte er *lā'au lapa'au* und die Anwendung einfacher Hausmittel. Seine blinde Tante Annie Uesugie brachte ihm als Erste heilende Berührung bei. Sie lehrte ihn, wie man mit Hilfe der überlieferten Methoden ein Baby in der Gebärmutter dreht und Säuglinge mit Kolik behandelt. Sie gab ihm außerdem den Rat sich Gott zuzuwenden. „Gott ist die Quelle für Weisheit, Wissen und Verstehen." Uncle hat dies während seines gesamten fruchtbaren Lebens unablässig in die Tat umgesetzt.

TALKING STORY MIT

Aunty Mary Fragas

In Aunty Marys Gegenwart erlebt man, was Liebenswürdigkeit bedeutet. Ihre Stimme, Gesten und ihr Benehmen sind sanft und aufrichtig. Wie viele *kūpuna* hat sie einen unerschütterlichen Glauben an Gott. Ihre *lomilomi* besteht im Wesentlichen aus Beten und der Inspiration anderer, ein reines Leben zu führen. Sie ist eine

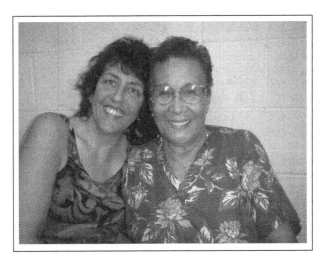

große Befürworterin der inneren Reinigung und verrät, dass sie „sich alle sechs Monate einer gründlichen Reinigung unterzieht" und ermutigt andere, es ebenso zu tun.

Was Aunty einzigartig macht ist, dass sie sich ihr Wissen allein durch ihre eigene Lebenserfahrung angeeignet hat. Im Alter von nur sechs Jahren erkrankte sie plötzlich zusammen mit 23 anderen Kindern in ihrer Schule in Honokaʻa an Kinderlähmung. 1929 wussten die Ärzte noch nicht über Polio Bescheid und schon bald

DIE HEILKUNDIGEN

konnte sie bei den Untersuchungen Arme und Beine nicht mehr bewegen. Viele ihrer Klassenkameraden starben. Dann begannen ihre Eltern mit täglichen Maßnahmen zur Anregung ihrer Durchblutung. Sie wickelten sie in mit heißem Wasser getränkte Tücher, massierten ihre Haut mit reibenden Bewegungen und gaben ihr sehr viel Zuwendung. Sie erinnert sich, dass ihr ständig kalt war, obwohl ihr Zuhause nicht hoch gelegen war. „1929 gaben mich sechs Ärzte auf und jetzt sind sie alle tot, aber ich lebe noch!" sagt Aunty. Im Alter von 76 Jahren macht es ihr nun Freude, in ihrem Haus in Hilo anderen Menschen helfen zu können.

Viele Jahre lang investierte sie viel Kraft und Mühe, um wieder auf die Beine zu kommen und in die Schule zurückzukehren. Bevor sie ihren verstorbenen Mann 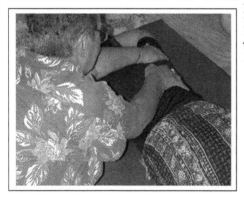 kennen lernte und heiratete, war sie jahrelang bei der Telefongesellschaft beschäftigt. „Wir bekamen fünf wunderbare Kinder in unseren gemeinsamen Jahren. Ich habe mich oft gefragt, wie er jemand in meinem Zustand lieben konnte", vertraute sie mir an, „aber er tat es." Er sah sie niemals als einen Krüppel. „Er liebte mich einfach".

1948 begann sie zu massieren. Jeden Tag bittet sie um göttliche Führung, „damit ich den Menschen, die zu mir kommen, helfen kann". Sie besitzt viele Bücher über Krankheiten, Massagetechniken und den menschlichen Körper, den sie als „diese hochinteressante Form der Schöpfung, die uns Gott gegeben hat" beschreibt. Ihre Kraft im Oberkörper erlaubt es ihr, die zahlreichen Menschen zu massieren, die zu ihr kommen. Obwohl sie ein wenig stehen und gehen kann, arbeitet sie lieber auf einer Bodenmatte. Sie hat ein einige Male versucht, die Prüfung für die staatliche Massagezulassung zu bestehen, hatte jedoch keinen Erfolg und überlegte es sich schließlich anders. „Gott sagte mir ‚Was du weißt, gehört dir nicht', also lasse ich mir von Gott einfach dabei helfen, den Menschen zu helfen."

TALKING STORY MIT

Papa Henry Auwae

Selbst im Alter von über neunzig Jahren war Poʻokela Kahuna Lāʻau Lapaʻau o Hawaiʻi Papa Henry Allen Auwae immer noch mit Segnungen und traditionellen Heilungen auf der Big Island beschäftigt. 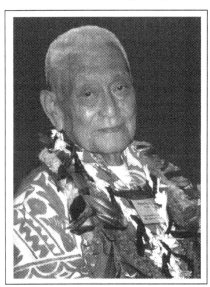 Als ich ihn im Oktober 2000 das letzte Mal sah, war er einer der vielen faszinierenden Redner auf einer Konferenz für einheimische Heiler in Waimānalo auf Oʻahu. Am 31. Dezember 2000, dem Vorabend des echten Jahrtausendwechsels, „ging er friedlich auf dem Regenbogen", um mit seinen Vorfahren, seiner Ehefrau und einigen ihrer verstorbenen *keiki* vereint zu werden.

Als echter Meister der hawaiianischen Pflanzenmedizin und Heilkunst verfügte Papa Auwae über ein beeindruckend großes Wissen und Erfahrung. Er wurde 1906 in Kokoʻiki, Kohala geboren und begann mit sieben Jahren auf dem Schoß seiner Ur-Ur-Großmutter hawaiianische Medizin zu lernen. Er lehrte und beriet Zehntausende Menschen aus aller Welt, darunter viele

DIE HEILKUNDIGEN

westliche Mediziner. Er legte Heilkräutergärten im Queens Medical Center an und bildete in Heilberufen tätige Menschen in spirituellen und Pflanzenheilmethoden aus, z.B. in Krankenhäusern wie dem neuen, ganzheitlich orientierten North Hawai'i Community Hospital in Kamuela. Es kam nicht selten vor, dass Ärzte Papa bei schwierigen chronischen Fällen um Rat fragten.

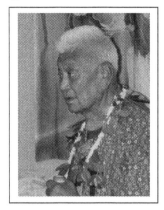

Bei Segnungen von Häusern oder Büros verwendete Papa getrockneten, gelben Bambus und rotes 'alaea (mit Mineralien vermischtes, hawaiianisches Salz), das er beim Gehen verstreute, während er die finsteren Geister zum das Verlassen des Ortes aufforderte. Salz ist in ganz Hawai'i für seine kühlenden und reinigenden Eigenschaften bekannt. Als praktizierender Katholik vereinte er die traditionellen hawaiianischen und christlichen Bräuche auf harmonische Weise.

Nachdem er viele Jahre in Keaukaha, unweit der Stadtmitte Hilos, gelebt hatte, verbrachte er die meiste Zeit in Kohala im Norden der Insel, die heute trocken und windig ist, ganz im Gegensatz zum nassen, auf der Wetterseite gelegenen Hilo. Papa erzählte uns Geschichten über eine Zeit, als es in Kohala anders aussah. „Vor langer Zeit, als ich jung war, gab es dort Zuckerrohrplantagen und es floss genug Wasser, um den Hāpuna-Bach zu füllen." Hāpuna Beach ist jetzt ein öffentlicher Park, zählt zu den schönsten weißsandigen Stränden der Welt und liegt mitten in einer kargen Wüste aus Lavagestein. Das Wort hāpuna bedeutet jedoch „lebensspendende Quelle". Kohala ist der Bezirk im Nordwesten der Insel Hawai'i. Entlang der Küste von Kohala über Waikoloa bis nach Kailua-Kona verläuft ein langer Wanderweg, der „Kings Trail", an dem sich zahlreiche brackige Teiche und leuchtend türkisfarbene Lagunen befinden, die man nur per Boot oder nach kilometerlanger Wanderung erreicht.

Vor vielen Jahren verteilte er einmal an eine Gruppe meiner Schüler in Hilo frischgeschnittene Exemplare seiner bevorzugten hawaiianischen Heilkräuter und erklärte uns ihre jeweilige Wirkung. Danach zeigte er uns seine Massagetechnik. Am meisten beeindruckte mich an Papa seine Art der Berührung. Seine Hände waren fest und stark, aber seine Berührung war weich wie eine Wolke. Er wollte zwar nicht, dass über seine Arbeit ein Buch geschrieben wurde, hinterließ jedoch mehrere eifrige Schüler, die von ihm jahrelang ausgebildet worden waren. Zudem wählte er seine Enkelin aus, um ihr seine Gabe der heilenden *mana* zu übertragen. Sie ist sich gewiss, dass er ihr in ihren Träumen erscheinen wird, wenn sie bereit ist, seine Weisheit mit der nächsten Generation zu teilen.

TALKING STORY MIT

Papa Sylvester Kepilino

Papa K. ist eine Mischung aus rätselhaft und knuddelig. Eines Tages tauchte er auf und schaute dann oft in meiner Schule in Hilo vorbei, um ein Schwätzchen zu halten und seinen *mana'o* mit uns zu teilen. Wie ein Zigeuner blieb er dann wieder monatelang verschwunden, ließ sich nur ab und zu sehen und war stets für eine Überraschung gut.

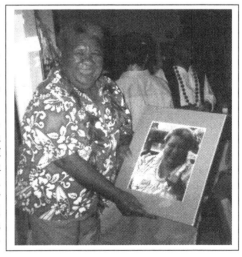

Er wurde 1928 geboren und *Kiliwelu Ka Maka Iki Ali'i Pa'akaula Kamoamoa* genannt, was in etwa „jemand mit weicher und zarter Haut und den Augen eines sehenden Häupt-

DIE HEILKUNDIGEN

lings, mit kraftvoller Abstammung und Bewahrer des weiten Landes" bedeutet. Er wurde später Sylvester Kepilino getauft.

Papa wuchs in Hoʻokena bei seinem Großvater John Paʻakaula auf. Sein 1952 verstorbener Vater „Old Man Sylvester" lehrte ihn *lapaʻau* und *hā* – den Atem des Lebens – für die Knochenheilung. Eines Tages nahm Papa meinen Arm, um mir den *hā* zu zeigen, atmete ein „haaaa" in meinen Unterarm und machte dann mit seiner Hand eine schöpfende Bewegung. Ich fühlte, wie eine Welle der Energie durch meine Haut und mein Gewebe bis in den Knochen drang. Er erklärte mir, dass diese Technik auch über weite Entfernungen hinweg angewandt werden kann. Tatsächlich funktioniert es nach denselben Regeln wie *ʻanāʻanā*.

Papa lacht oft, kann wunderbar singen und scheint eine tiefe, zeitlose Verbindung zum *ʻāina* zu haben, besonders zu der Big Island. Bei einem Ausflug in den Hawaiʻi Volcanoes National Park zeigte er uns, wie man mit *ti*-Blättern eine heilige *hoʻokupu* zubereitet. Er hat uns viele alte Gebete und die Anwendung hawaiianischen Salzwassers bei der Massage gelehrt.

Wie viele ältere Hawaiianer leidet er unter etlichen gesundheitlichen Problemen. Während der letzten Jahre war er oft im Krankenhaus. Während eines solchen Aufenthalts bekam er zuweilen Besuch. „Zwei Eulen sahen von Zeit zu Zeit nach mir." Papa glaubt, dass die *pueo*-Eule der *ʻaumakua* (schützende Geist) seiner Familie ist. Einmal sah ich, wie er an der Skulptur einer Eule vorbeiging und eine Gänsehaut bekam. Wie für viele Älteste und Heiler ist für ihn die Verständigung mit Natur und Tieren etwas Selbstverständliches.

Papa K. verlor seine erste Frau bereits vor vielen Jahren. „Sie war ein Engel, sie hatte ein so großes Herz", erinnerte er sich. Nachdem er in Deutschland in der Armee gedient hatte und 12 lange Jahre um sie geworben hatte, heirateten er und seine Liebste Bonnie Domain schließlich 1965 in Honolulu. Die Flitterwochen verbrachten sie in Las Vegas, wo er 18 Jahre lang als Koch arbeitete. Nachdem seine Frau 1978 an Krebs gestorben war, lebte er sehr zurückgezogen. 1987 kehrte er nach Hawaiʻi zurück, unterrichtete viele Jahre die hawaiianische Sprache, drehte Werbefilme für das Regionalfernsehen und praktizierte später *lomilomi*. Er heiratete 2003 erneut und lebt heute in Hilo.

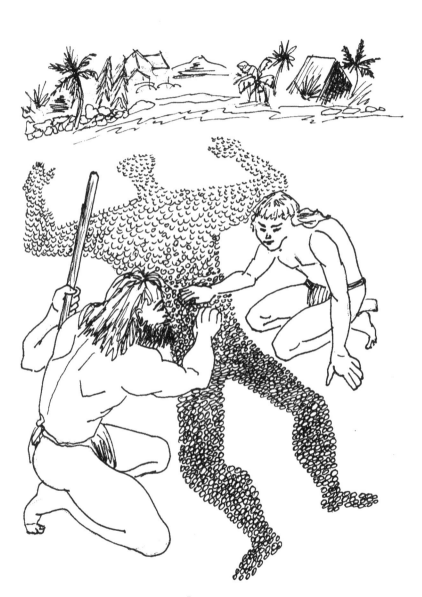

Das Lernen und Üben der hāhā-Diagnose.

DIE HEILKUNDIGEN

TALKING STORY MIT

Kauka Dane Kaʻohelani Silva

Dane Kaʻohelani Silva wurde 1946 in Hilo geboren und wuchs dort auf. 1979 begann er seine lange Laufbahn als *kauka* (Arzt) und Massagetherapeut als einheimischer Heiler und Schüler eines ganzheitlichen Arztes. 1986 erhielt er die staatliche Zulassung als Masseur und wurde später auch Chiropraktiker und *lomi*-Lehrer. Seine zahlreichen Auto- und Sportunfälle waren für ihn ideale Lehrmeister, um den Heilungsprozess des Körpers durch eigene Erfahrung zu begreifen. Während er nach seiner Zulassung noch durchschnittlich 1000 Patienten jährlich behandelte, befindet er sich heute im Teilruhestand und seine Patientenzahl hat sich auf 350 verringert. Außerdem unterrichtet er vor allem in Hawaiʻi und in Japan *lomilomi* und er war der erste Vorsitzende der Hawaiian Lomilomi Association, die 1999 auf der Big Island ihre erste jährliche Konferenz ausrichtete.

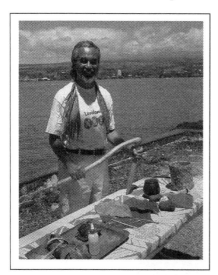

Wesentlicher Bestandteil seiner Lehren ist der Respekt vor und die Wertschätzung von *nā kūpuna* und der *mana* der Hawaii-Inseln. „Die *mana* von Hawaiʻi ist zweifellos der absolut wichtigste Faktor für die Heilkraft der

Inseln." Die Kultivierung der *mana* ist der Schlüssel für persönlichen Erfolg und Gesundheit sowie der für die eigene Heilung und die Heilung anderer nötige Bestandteil.

Laut Dane gibt es drei wesentliche und notwendige Elemente: „Akua (göttlicher Schöpfer), Natur (Land, Meer, Himmel, Tiere, etc.) und Mensch (du, ich und alle anderen). Wenn sich der Mensch in Harmonie und im Gleichgewicht mit Akua und Natur befindet, dann kann sich *ola* (Lebenskraft) sammeln. Wenn man diese Ansammlung der Lebenskraft konzentriert und lenkt, wird sie zu *mana*."

Seine wichtigsten Lehrer unterrichteten ihn sowohl in asiatischen als auch hawaiianischen Therapieformen und Kräutern. Daraus ergeben sich interessante und individuelle Behandlungspläne. Die Behandlung eines jungen Klienten, der unter einer schweren systemischen Staphylokokkeninfektion litt, bestand unter anderem aus örtlich angewandtem, tahitianischen *Tamanu*-Öl, chinesischem *Yunnan-Paiyao*-Puder, Umschlägen und Abreibungen mit hawaiianischen *Noni*blättern und -früchten, sowie dem Einnehmen von *Noni*saft zusammen mit westlicher Antibiotika. „Das Ergebnis war ausgezeichnet", meinte er. Andere Behandlungen können Tiefengewebsmassage, Dehnübungen an der frischen Luft oder *lomilomi wai ola* beinhalten – seine Art der Wassermassage, die in einem bis auf Hüfthöhe mit warmem Wasser gefüllten Becken stattfindet.

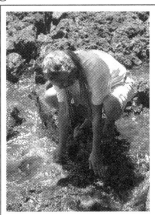

Kauka (Doktor) Silva nimmt kai aus der Bucht von Hilo für die Herstellung eines Rezepts.

TALKING STORY MIT

Kumu Leinaʻala K. Brown-Dombrigues

Leinaʻala Brown ist eine *he kumu ʻola* (lebende Quelle) und hawaiianische *moʻo* Lono *lomilomi lapaʻau*-Heilerin und -lehrerin, die seit ihrer Geburt von ihrer *ʻohana* und ab 1975 auch von Ältesten und *kāhuna lapaʻau* ausgebildet wurde. Sie wurde in Makiki geboren und wuchs in Waimānalo auf Oʻahu auf. Ihr gesamtes frühes Leben wurde durch die alten Traditionen geprägt, einschließlich des vorgeschriebenen Ablaufs beim Sammeln von Seetang, Stampfen von *tapa*-Stoff und täglicher Rezitationen verschiedener *oli* und *pule*.

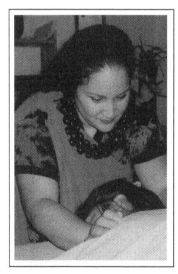

Ihre Lehrer waren u.a. Tūtū (Großvater) Ono (aus Kauaʻi), Tūtū Ida Kalua (aus Kekaha, Kauaʻi), ihre Mutter Lorraine Leinaʻala, ihr Vater Keliihoopii, Tūtū Emma Kaahuhailikaukoalaa, Uncle Alvin Isaacs (aus Oʻahu) und Uncle Lono, die alle die Bedeutung und Kraft von *pule* betonten. Ein Teil dieser Ausbildung fand in verschiedenen *heiau* und in der Zeit statt, in der sie mit den Seven Sisters of Pele bei Tūtū Charles Kenn und Abraham Kawaiʻi *hula* tanzte.

Es war Tūtū Kalua, die ihr die diagnostische Gabe des *hāhā a me ʻōpū huli* (Abtasten des Bauchraums) verlieh, das zur heiligen *moʻokūʻauhau* (Abstammung) der Familie gehört. Ihre Vorfahren gaben ihr die Gaben des *lā'au kāhea*, *hāhā* und *ho'o 'ōpū huli*. Laut Leina'ala ist der *'ōpū* ganz besonders heilig und *lomilomi* sollte nie auf sexuelle Weise missbraucht werden, wie es heute manchmal der Fall ist. Sie setzte ihre Ausbildung bei Aunty Margaret Machado, Uncle Kalua, Uncle Harry und Uncle Kawika fort. Um Spirituelles und Analytisches im Gleichgewicht zu halten, wendet sich Leina'ala an Ginnie Kinney und den Meister des *ho'oponopono* Sonny Kinney. Heute kombiniert sie die hawaiianische Weisheit einer *kāhuna lapa'au* und Programme zur inneren Reinigung durch Kräuter-Meereswasser mit westlichen medizinischen Therapieformen in einer Heilung für Körper, Geist und Seele.

Leina'ala ist staatlich zugelassene Massagetherapeutin und darf im Bundesstaat Hawai'i Kurse zur Prüfungsvorbereitung geben. Sie unterrichtet in Volcano und in ihrer Praxis in Hilo, der Ho'ōla 'O Lomilomi Lapa'au Clinic 'O Hawai'i und wirkt bei zahlreichen Ausbildungskursen auf der Insel Hawai'i mit. Seit mehr als 25 Jahren behandelt sie Patienten, denen sie von Ärzten und anderen Menschen in Hawai'i und auf der ganzen Welt empfohlen wurde. „Heilung kommt immer aus unserem Innern", erklärt sie.

Hilfe und Führung bekam sie oft von Aunty Abbie Napeahi, einer bekannten, in Hawai'i geborenen Meisterin des *ho'oponopono*. Als Beraterin für spirituelle Fragen und geachtete Älteste lehrte sie Einzelne, Familien und die hawaiianische Bevölkerung *ho'oponopono* und einfache Lösungen, mit deren Hilfe man ein Leben in *lōkahi* (Harmonie) führen kann. Sie starb am 31. Januar 2005.

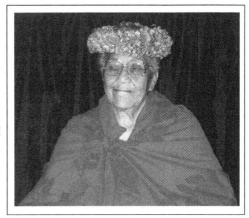

TALKING STORY MIT

Kauka Maka'ala Yates

Maka'ala Yates, der in South Kona geboren wurde und aufwuchs, ist eine dynamische Kraft und wertvolle Quelle für die heutige hawaiianische Heilkunst. Er wurde viele Jahre von Morna 'Iolani Luahini und Edith Kanaka'ole unterrichtet und zog nach Oregon, nachdem er eine mehr als 13-jährige Ausbildung bei Aunty Margaret Machado absolviert hatte, die in derselben Gegend lebte, in der er aufgewachsen war – in Hōnaunau an der Kona-Küste in der Nähe von Captain Cook und Kealakekua Bay. Er ist Chiropraktiker und im Vorstand des 'Ahahui Ho'ola Hawai'i (Traditional Hawaiian Healing Council) und des Pacific Island Council of Traditional Healing tätig.

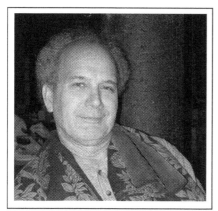

Er wurde am 23. Juni 1948 in Kona geboren und stammt aus den Kipapa und Kekapahaukea Familien aus Kona und Maui. Ausführliche Kenntnisse der alten Traditionen wurden an seinen Vater, John P. Yates, weitergegeben.

Wie sein Vater hat auch Maka'ala eine innige Beziehung zum Meer. In seinen Geschichten erzählt er davon, wie sein Vater, der ein Fischer war, die ausgewachsenen *manō* (Haie) an der Küste Konas fütterte, damit die jüngeren Haie der Gegend fernblieben, wie er auf die Seite des Kanus klopfte, um die 'ōpelu-Fische zur Oberfläche zu locken und wie er mit den Delfinen „redete".

Es gehörte zur alten hawaiianischen Kultur, mit der geistigen Essenz der Dinge zu kommunizieren, erinnert er sich, da die Menschen in ihrem täglichen Leben sehr eng mit der Natur verbunden waren. Als junger Mann beeindruckte ihn die aufrichtige, bedeutungsschwere und gefühlvolle Sprache der Hawaiianer tief. Ihre Kultur legte Wert auf Bescheidenheit und sie waren ausgezeichnete Hüter des 'āina. Sie gaben bedingungslos: Was meins ist, ist auch deins! Er glaubt, dass das modernisierte Leben der kānaka maoli zu einem Mangel an Verbundenheit und einer Leere in der heutigen Kultur geführt hat. Er ist besorgt über das Fehlen enger Bindungen zwischen Kindern und Älteren. „Für eine gesunde Gesellschaft ist es entscheidend, dass man Respekt lehrt und die kūpuna ehrt. Ohne das sind wir verloren."

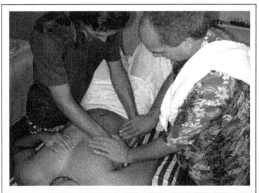

Seine eigene Reise, auf der er sich wieder mit allem verband, führte ihn 1976 auf der ersten Segelfahrt des Reisekanus Hōkūle'a über den Pazifik. Er verbrachte einige Monate auf O'ahu mit der Mannschaft, die von dem bekannten Navigator Mau Piailug angeführt wurde und das Schiff für die lange Fahrt nach Tahiti (Französisch-Polynesien) vorbereitete. Über drei Wochen waren sie auf See, bevor sie von Hunderten Polynesier mit einer sehr bewegenden, kraftvollen Zeremonie an der Küste Tahitis begrüßt wurden. Es war wirklich eine Reise der Wiederentdeckung, denn es ging um die Selbsterkenntnis seiner Seele. Mit dieser Reise öffnete sich auch eine neue Tür für die Hawaiianer, weil sie sich wieder mit der kollektiven Weisheit und mana ihrer Vorfahren verbinden konnten.

Heute konzentriert er sich in seinem kulturellen Unterricht auf eine tiefe Ebene, um sowohl den Einzelnen

DIE HEILKUNDIGEN

als auch den gesamten Planeten durch die Wiederverbindung zur Spiritualität zu heilen. „Wer bist du, tief in deiner Seele?" fragt er. „Was du auch für Verletzungen hast, was immer dich zurückhält, überwinde es! Geh weiter! Entdecke deine seelischen Qualitäten!" Er glaubt, dass Menschen *kānaka anela* (Engelsmenschen) sind und Gebete nicht um etwas bitten, sondern feststellen sollten: „Ich **habe** einen ungeheuren Reichtum in mir! Ich **bin** *pono*! Das ist hawaiianisch."

Außerdem legt er großen Wert auf Reinigung und in seiner Funktion als hawaiianischer *kauka* (Arzt) hat er ein Buch darüber geschrieben, wie man vollkommene Gesundheit durch richtiges Essen, Reinigung, Fasten und Meditation erlangt. Er weiß, dass Reinigung dabei helfen kann, Menschen auf Veränderungen vorzubereiten, und er glaubt, dass sich der Planet schnell verändert. „Die Schwingung des Planeten erhöht sich" und die Menschen stehen vor dringenden und schwierigen Entscheidungen. „Jetzt ist die Zeit gekommen, um zum *'āina* zurückzukehren, in Dankbarkeit zu leben, alle einengenden Überzeugungen loszulassen und die eigene Schwingungsfrequenz zu erhöhen."

Maka'ala gibt sowohl in Hawai'i als auch auf dem US-amerikanischen Festland eine Reihe von *lomilomi*-Kursen, zu denen sanfte Tiefengewebsmassagen, Gelenklockerungen, Fastentage und die Verwendung von heißen *'ili'ili*-Steinen gehören, die in einem Ofen auf genau 55 °C erhitzt werden und auf die Sehnen gelegt werden. Die Meditationstechnik *hā mo'o* (Energetisierung der Wirbelsäule) und *hale pūlo'ulo'u* (Dampfbad oder Schwitzhütte, siehe Foto unten), die er zum Abschluss jedes Kurses durchführt, sind zwei seiner Lieblingsmethoden zur Reinigung von Körper und Seele.

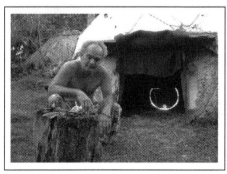

TALKING STORY MIT

Aunty Mahealani Kuamoʻo-Henry

Mahealani Kaiwikuamoʻokekuaokalani-Henry (hier mit ihrem Mann Uncle Kamōʻi Henry abgebildet) ist Schriftstellerin, Künstlerin und Lehrerin, die ihre Philosophie des Aloha Spirits für lōkahi (Harmonie),

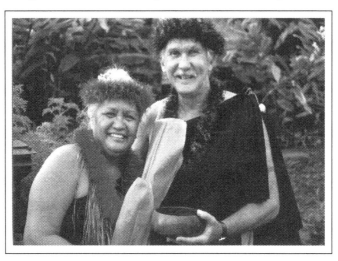

Selbsterkenntnis und Wahrheit freudig mit anderen Menschen teilt. Sie ist eine begabte, in Hawaiʻi geborene und im Bezirk Puna lebende Rednerin und eine kumu ʻelele (Botschafterin) für die geistigen Stimmen ihrer Vorfahren eines mächtigen Geschlechts aus nā kumu, kahu und kāhuna (Lehrern, treuen Wächtern, Priestern, Ratgebern und Heilern) unter der Führung ihres kupuna-kāne (Großvaters) Kaiwikuamoʻokekuaokalani.

DIE HEILKUNDIGEN

In ihrer einzigartigen Methode des *ho'oponopono* konzentriert sie sich auf die alten, spirituell-pragmatischen Lehren, die ungefähr aus der Zeit zwischen 342 bis 1299 n.Chr. stammen, und ihre Anwendung im heutigen Leben. Nachdem sie 15 Jahre mit ihrer Mutter und Schwester in Kalifornien *hula* unterrichtet hatte, begann sie 1993, diese alten Lehren des *ho'opono pono* (das zweite *pono* ist vom ersten getrennt, was sie mit „das Richtige richtiger machen" übersetzt), bzw. das von ihr als *pono ke ala* (rechter Pfad) bezeichnete Konzept publik zu machen. Beide Bezeichnungen beschreiben die Lehren, die aus der Zeit vor der Ankunft der tahitianischen und westlichen Menschen in Hawai'i stammen und auf die sie in ihrem Unterricht und ihren Vorträgen eingeht.

Kurz gesagt handelt *pono ke ala* von der Anerkennung und Erlaubnis, die wir uns selbst geben, unsere spirituelle Größe zu akzeptieren und in unserem Alltag zu erleben. Mahealani behauptet, dass ihre Rolle als Lehrerin und Botschafterin leicht sei, da sie gar nichts tun müsse außer zu erscheinen und ihre Vorfahren das Überbringen der Botschaften bei ihren Vorträgen erledigten. Es seien die Vorfahren und alten Hawaiianer gewesen, erklärt sie, die die heiligen Lehren und Werte unter *kapu* stellten oder mit Beschränkungen versahen, die zu ihrem Schutz dienten, so dass sie aus dem Gedächtnis der Generationen nach 1299 verschwanden. Das war der Beginn der prophezeiten Veränderungen und fremden Einflüsse in Hawai'i *nei*. Die Vorfahren wussten in ihrer unendlichen Weisheit, dass in der menschlichen Dimension Erfahrungen nötig sind, die von Eins-Sein und Größe weit entfernt sind. Laut Mahealani prophezeiten sie, dass die von ihnen als *na'aupō mana* (göttliche Dunkelheit) bezeichnete Epoche mehr als 600 Jahre dauern würde. Sobald die menschliche Erfahrung sich erfüllt und die Menschen die Rückkehr zum Zustand der *pono* (Vorzüglichkeit/Richtigkeit) gewählt hätten, würde die göttliche Dunkelheit vorübergehen.

Bei dieser Art des *ho'opono pono* lernt man auch die kostbaren Augenblicke zu schätzen, in denen man Gänsehaut bekommt. Diese besonderen Momente im Leben bestätigen, dass etwas passiert, das unser Verständnis von Zeit und Raum sprengt. Es ist die Bestätigung dafür, dass es noch eine andere Wirklichkeitsebene gibt, die nur ein kleiner Schritt von unseren sogenannten „normalen" Erfahrungen entfernt ist.

Heute macht sie diese vom *kapu* befreiten Lehren und Methoden bekannt, damit sich unsere Selbstständigkeit und unser Wachstum mit Hilfe der zeitlosen und heilenden *aloha lōkahi* erneuern können. Sie hofft, dass die alte Lehre des *pono ke ala* den heiligen Glauben an Einklang und Größe und deren zeitlosen Wert wieder ins Bewusstsein der Menschen zurückbringt und sie in der ganzen Welt Verbreitung findet. Ihre Lehren preisen *'uhane* als das spirituelles Selbst und die wahre Identität. Das ist der Kern der hawaiianischen Spiritualität, deren Grundlage der reine Geist der *aloha* ist. Bei dieser Spiritualität liegen Größe und Wert im Selbst, das als *mana iho* (großes Selbst und Handelnder) und *ka mea nānā i hana* (Selbst als bewusster Schöpfer) bezeichnet wird.

Mahealani war jahrelang als Beraterin in einem staatlichen Programm für die Wiedereingliederung von Drogenabhängigen tätig. Heute fungiert sie bei Hochzeiten, Segnungen, Totenwachen, Gedenkfeiern und anderen Zeremonien als „*kahu*-Priesterin".

TALKING STORY MIT

Daddy David Bray, Jr.

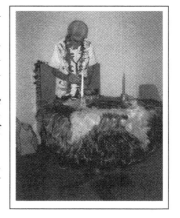

Daddy Bray Jr. war ein staatlich anerkannter *kahuna*. Er hatte die Gabe, Dinge in Bewegung zu setzen. In seinen jungen Jahren war er ein geachteter *kumu hula* auf O'ahu, insbesondere für die *kāne* (männlichen) Tanzgruppen, die zu seinen *hula*-Schülern auf O'ahu zählten.

Ich traf David Ka'onohiokala Bray, Jr. zum ersten Mal, als er schon im fortgeschrittenen Alter war und auf der Big Island

DIE HEILKUNDIGEN

Segnungen durchführte. Er und seine Frau kamen 1989, kurz bevor er verstarb, zur Segnung meiner Massageschule in Kona. Da ich die Segnung als einen traditionellen Brauch geplant hatte und von ihr gar keine spürbare Wirkung erwartete, war ich überrascht und erfreut, als sich die Dinge unmittelbar nach der Zeremonie veränderten. Die Umsätze stiegen und dieser Zustand dauerte einige Zeit an. Die Wirkung der Zeremonie zeigte mir seine starke Verbindung mit der universellen *mana*. Wie schon seinem Vater lag auch ihm die Kraft des *kahuna* (vom *lapa'au*-Orden des *Kū*) im Blut.

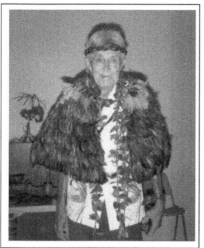

Wir trafen uns auf dem heiligen, geschichtsträchtigen und königlichen Boden in Keauhou-Kona in der Nähe des Meeres, wo sich damals eine meiner Massageschulen befand. Dort hatte König David Kalakaua einmal ein Strandhaus besessen, das einen Blick auf die Bucht mit einem Wellenbrecher hatte, der laut Legende von *menehune*, den sagenumwobenen, koboldähnlichen Menschen, gebaut worden war. Daddy Bray befand sich mit der *mana* des *'āina* und den dort noch vorhandenen Energien der Vorfahren vollkommen im Einklang.

Bei der Segnung meiner Massageschule in Kona baute Daddy Bray einen Altar mit einem Federumhang und anderen Kraftobjekten auf. Mit gelassener Zuversicht verwendete er *ti*-Blätter und stimmte Gesänge an. Danach teilte er mit uns Essen und Fröhlichkeit und nahm schließlich eine kleine Spende für seine Dienste an.

Daddy Bray war mit den Lehren von Max Freedom Long vertraut und viele der ersten Praktizierenden der Huna-Bewegung lernten auch bei Bray. Er war ein wahrer *kahuna kāhea*. Einige Jahre vor dem Schreiben der ersten Ausgabe dieses Buchs verstarb er und ist deshalb von den hier vorgestellten Ältesten der Einzige, dem ich nie Gelegenheit hatte, dieses Projekt vorzustellen.

Ke ala iki a kāhuna.
Die Priester gehen einen schmalen Pfad.
Es gibt viele Einschränkungen zu beachten.

8

New Age Massagestile

Tempel-Körperarbeit

Außerhalb der Hawai'i-Inseln ist die Tempel-Körperarbeit die weltweit am häufigsten praktizierte „hawaiianische Massage". Sie stammt von Abraham Kawai'i (DeCambra), der bis zu seinem Tod im Juni 2004 auf Kaua'i lebte. Sie ist zwar nicht traditionell, aber trotzdem hawaiianisch, weil ein auf Hawai'i geborener und aufgewachsener *kanaka maoli* ihren heute bekannten Stil entwickelte.

Dieser Massagestil findet heute in Australien, Deutschland und vielen anderen Ländern großen Anklang. Die Mehrzahl Abrahams Schüler, die derzeitig Tempel-Körperarbeit lehren, haben sie weiter verändert, indem sie andere Massagetechniken oder eigene Interpretationen der Rituale und Theorien hinzufügten, die oft als alte hawaiianische Riten für den Übergang zum Erwachsenenleben, Tiki-Göttin-Verehrung, schamanische Körperarbeit, *huna ka mana loa*, vierhändiges *lomi*, Tempel-*Lomi*, *kahi loa*, *kahuna*-Körperarbeit und manchmal als rituelle, sexuelle Initiation und Transformation vermarktet werden. In Deutschland gibt es den Begriff „Hawaiian Healing" für eine leichte, sinnliche Massage, womit ein paradiesisches Gefühl oder ein Phantasiezustand vermittelt werden soll.

Laut seinen Schülern ging es bei Abrahams Lehren ursprünglich nicht um die Massage selbst, sondern um bestimmte, nichtsexuelle, heilige Rituale und Prinzipien, die zur Stärkung der *mana* des Einzelnen dienten. Abraham wurde in vielen *kahuna*-Künsten unterrichtet, einschließlich *kaona* und *ho'okake*, bei denen großer Wert auf den Gebrauch der eigenen natürlichen Wahrnehmungsfähigkeit gelegt wird. Gegen Ende der 1960er Jahre vermittelte er Schülern von *hula* und *lua*-Kampfkunst tiefe Einsichten darüber, wie sich Energie bewegt und wie man die eigenen Bewegungen durch Haltung, Stellung, Platzierung und Rhythmus beherrscht. Seine damaligen Schüler erklären, dass es dabei auch um die Arbeit an der inneren Einstellung des Einzelnen, Vergrößerung der *mana* sowie Bewusstseinserweiterung ging. Seine Partnerin sagte, es solle „all jene, die vor einem kamen, jetzt da sind und noch kommen werden" stärken. In der späteren Entwicklung der alten Lehren für die *hula*- und *lua*-Künstler betrachtete man den Körper als die „Bühne" und den Körperarbeiter als den „Darsteller".

Tempel-Körperarbeit hat sicherlich tief gehende Wirkungen – die Empfänger beschreiben sie oft als lebensverändernd. Für sie spricht, dass sie für die Menschen eine erhebende genetische und spirituelle Erfahrung darstellt. Viele sagen, dass der Anblick einer Massage im Tempelstil sie „zu Tränen" gerührt habe und sie bei der Behandlung „wie ein Kind geweint" hätten. Andere erleben jedoch äußerst negative Reaktionen, bis hin zu Selbstmordversuchen und der Notwendigkeit jahrelanger Psychotherapie.

Ich persönlich habe die ganze Bandbreite an Berichten gehört, bei der es eine direkte Verbindung zum Ausmaß der stattgefundenen sexuellen Berührung zu geben scheint. Abgesehen von freiwilligen Tantrasessions berichten die Empfänger von einem Gefühl der sexuellen Verletzung. Vielleicht können manche Menschen mit der besonderen Intensität, die diese Behandlungen mit sich bringen, umgehen oder wünschen sie sich sogar. Doch andere sind so schockiert, dass etwas in ihnen zerbricht. Eine erfolgreiche Lehrerin der Tempel-Körperarbeit erzählte mir, dass sie wie die meisten anderen weiblichen Lehrer alle sexuellen Anspielungen aus ihrer Arbeit entfernt hätte und damit sehr gute Ergebnisse erziele. Männliche Lehrer scheinen dagegen noch immer häufiger erotische und sexuelle Techniken anzuwenden. Ein zugelassener Therapeut erzählte mir, dass er beobachtete, wie ein Mann eine nackte Frau vor einem Publikum massierte. Der Ausführende beendete seine Darbietung damit, dass er ihre Vagina anhob. „Es war absolut schön!" versicherte er mir. Ein anderer Mann wiederum erzählte mir, seine Frau wäre nach einer Behandlung so verstört gewesen, dass es Monate dauerte, bis sie überhaupt mit ihm darüber reden konnte. Danach war er so schockiert, dass er mir schrieb: „Ist das wirklich hawaiianische Massage? Es widerspricht allem, was ich über die Hawaiianer weiß."

In den mehr als dreißig Jahren, die ich auf den Hawaii-Inseln lebe, habe ich nie auch nur das Geringste über rituelle sexuelle Körperarbeit in Geschichten, Gesängen, Vorträgen, Bibliotheken oder *hālau hula* gesehen oder gehört. Die Tempellehren, die man mühelos im Internet finden kann, behaupten, dass diese *kahuna*-Künste ursprünglich nur in den *heiau* (Tempeln) gelehrt und vorgeführt worden seien und dass Abraham „die Methoden verändert hat, um sie dem modernen westlichen Bewusstsein anzupassen, damit jeder die Quelle von Allem verstehen kann". Laut den Webseiten seiner besten Schüler war er „der Kahuna, von dem sämtliche Kahuna-Ausbildungen in der nichthawaiianischen Gesellschaft" stammen. Tatsächlich werden diese Lehren durch Nichthawaiianer verbreitet und die meisten Hawaiianer sind gewöhnlich völlig verblüfft, wenn sie von ihnen erfahren. Andere sagen, dass die Schüler Abrahams Lehren verändert hätten, er sie jedoch nicht wirklich korrigiert hätte.

Abraham, der während der Vorführung der heiligen kulturellen Rituale den Namen Kahu Auaʻia Maka ʻIʻole benutzte, benannte nie seine eigenen Lehrer. Seine noch lebende Partnerin Hoʻokahi meint ebenfalls, dass sexuelle Anspielungen unangebracht seien und erzählte mir, dass es seine Schüler gewesen seien, die seine Arbeit „Tempel" nannten, als Abraham 1989 und 1990 viel unterrichtete und reiste, damit sie sich von „gewöhnlichen" und traditionellen hawaiianischen *lomilomi*-Techniken unterschied.

Da es immer meine Absicht gewesen ist, die hawaiianische Kultur zu ehren und dem Massageberuf einen seriösen Ruf zu verleihen, habe ich nie den Wunsch gehabt, diesen Weg, so wie er heute gelehrt wird, zu beschreiben. Ebenso wenig habe ich nach mehr als fünf Jahren Recherchen und Reisen zu einheimischen

Insulanern in Hawaii und Tahiti irgendeinen Hinweis darauf gefunden, dass solche Massagelehren vor der Mitte des 20. Jahrhunderts irgendwo auf den pazifischen Inseln praktiziert wurden. Vieles deutet jedoch darauf hin, dass manche Körperbewegungen den alten Formen der *lua*-Kampfkunst und *hula* ähneln. Das Lernen und Weitergeben des Tempelstils war außerdem für viele Therapeuten, die keinen Zugang zu den traditionellen alten Lehren hatten, sehr wichtig, denn sie öffnete ihre Herzen und ermöglichte persönliche Transformation.

Kauka Maka'ala Yates hat einen guten Ratschlag für all jene, die versuchen, die Geschichte der hawaiianischen Massage und die Unterschiede zwischen den traditionellen und den Tempelstilen zu begreifen: „Kritische Wahrnehmung und *mālama pono* was alles Hawaiianische angeht, ist wahrscheinlich der beste Rat, den ich jemandem geben kann... Egal, ob es sich um die hawaiianische Kultur oder das Leben im Allgemeinen handelt – man sollte sich immer davon leiten lassen, ob die Information im eigenen Herz, Geist und in der Seele ein Echo findet. Wenn ja, sollte man auf sie hören. Wenn nicht, sollte man sie abhaken."

Huna-Lehren

Heute gibt es viele inspirierende und faszinierende Schriften über Huna. Trotzdem wird diese Philosophie von traditionellen *lomilomi*-Praktizierenden nicht gelehrt. Tatsächlich behaupten die meisten von ihnen, dass sie gar nicht aus der ursprünglichen hawaiianischen Kultur stamme. Wie viel des alten Wissens ist verloren gegangen und wie viel ist frei erfunden worden? Bei einem Blick auf die Lehren über das, was heute „Huna-Methode" genannt wird, entdeckt man viele überzeugende Wahrheiten über die Meisterschaft des Selbst und die Gesetze des Universums. Aber warum sind so viele der hawaiiaischen Ältesten beunruhigt über diese „alten hawaiianischen Huna-Lehren"?

Manche Historiker halten Max Freedom Long für den Ersten, der das hawaiianische Wort *huna* neu definierte und bekannt machte. Long war ein weißer Lehrer, der 1917 im Bezirk Ka'u im Süden der Big Island eintraf und vom Studium der Psychologie, des Okkulten und der alten Zaubermethoden fasziniert war. Sein Versuch, die mysteriöse Rolle der *kāhuna* und die damals kaum gesprochene hawaiianische Sprache zu verstehen, fand zu einer Zeit statt, in der die Kultur sehr stark von fremden Einflüssen unterdrückt wurde.

1936 verfasste Long sein erstes Buch *Recovering the Ancient Magic*. 1948 schrieb er in seinem Büro in Kalifornien sein zweites Buch, den Bestseller *The Secret Science Behind Miracles* (*Geheimes Wissen hinter Wundern*) und noch ein halbes Dutzend andere Bücher über Huna-Forschung und Okkultismus. Er gebrauchte das Wort *huna*, um die Prinzipien, die sich hinter der Weisheit und Macht der polynesischen Völker verbargen, zu benennen. Long sagte selber: „Das Wort für ihre geheimen Überlieferungen wurde nie gefunden ... vielleicht war es zu heilig, um ausgesprochen zu werden. Aus diesem Grunde verwendeten wir das Wort *Huna*."

Long hatte als Ausländer weit entfernt von einer Stadt in einer wilden, vulkanischen Gegend der Insel und unter einem ihm unbekannten Volk gelebt. Er versuchte später Dinge zu erklären, über die man damals nicht sprach. Die Komplexität der hawaiianischen Sprache und sein Mangel an Vertrautheit mit der Kultur setzten seinem Verständnis Grenzen. Nachdem er die Inseln verlassen hatte, ergänzte er seine kurze hawaiianische Erfahrung mit umfangreichen Recherchen aus Werken bekannter Psychologen, Visionäre und Philosophen aus aller Welt über Themen wie Hypnotismus, Ego, Unterbewusstsein, Reinkarnation und Okkultismus.

Das Erscheinen seines ersten Buchs bescherte Long ein großes Echo seiner Leser. Die Bitten um Ratschläge zur Selbsthilfe strömten nur so herein. Über Nacht war er zu einer Autorität für eine ängstliche Öffentlichkeit geworden, die sich nach neuen Antworten sehnte. Das führte wahrscheinlich dazu, dass er viel und lange interpretierte und theoretisierte. Wie aufrichtig er bei seinen Nachforschungen auch gewesen sein mag – die Hawaiianer behaupten, dass die Ideen hauptsächlich aus seinen eigenen Gedanken bestanden und nicht aus den hawaiianischen Lehren des hawaiianischen Volks. Seine Schriften erschienen zu einer Zeit in der hawaiianischen Geschichte, in der die Hawaiianer dazu gezwungen waren, ihre traditionellen Künste und Wissenschaften mit einem zusätzlichen, schützenden *kapu* zu belegen, damit sie die Invasion der Fremden überleben konnten, wodurch die geheimnisvolle und heimlichtuerische Atmosphäre noch verstärkt wurde. Long schrieb danach viele andere Bücher, die an Zehntausende von Nichthawaiianern auf der ganzen Welt verkauft wurden, und Mitte des 20. Jahrhunderts war die „Huna-Tradition" zu einem einträglichen, fast kultartigen Phänomen geworden. Während des späten 20. Jahrhunderts suchten zahlreiche Menschen nach Gurus und sehnten sich nach der Weisheit indischer Meister und mysteriöser hawaiianischer *kāhuna*.

Die wörtliche Bedeutung *huna* ist ein kleines oder winziges Teilchen (wie Meerwassertröpfchen in *huna kai* oder Wassertropfen in *huna wai*), aber es kann auch „verborgen" bedeuten, also etwas Verborgenes oder ein Geheimnis. Das Wort *hūnā* bedeutet „verstecken oder verbergen". Das Wort *kahuna*, das meist einer Fähigkeit oder einem Objekt vorangestellt wird (z.B. *kahuna lomilomi*), kann man verschieden definieren. *Ka* (Einzahlform des Artikels) und *huna* (klein, geheim, verborgen) in *kahuna* wird heute als „Hüter des Geheimnisses" definiert.

Anders betrachtet kann man *kahu* (Grundlage; jemand der Wissen besitzt; heiliger Hüter) und *nā* (Mehrzahlform des Artikels), gefolgt von einem anderen Wort wie *lomilomi*, auch als „Hüter der *lomilomi*-Massagekunst" bezeichnen. Das drückt eine große Tradition der Wissensbewahrung aus, jedoch nicht unbedingt eine Geheimhaltung. Die Bestimmung des/der *kahu* bestand darin, etwas zu seinem oder ihrem Lebensinhalt zu machen. Obwohl man Künste und Fähigkeiten sorgfältig meisterte, bewahrte und an die folgenden Generationen weitergab, ergibt diese Bezeichnung eher einen Sinn, wenn sie sich z.B. auf einen *kahuna kalai* (Meisterschnitzer) bezieht.

Manche Kenntnisse und einige Bräuche wurden für eine gewisse Dauer unter *kapu* gestellt oder dem einfachen Volk verboten. Es heißt, dass bestimmtes Wissen, wie *hoʻōla* oder *hoʻomake* (die Medizin vom Leben oder Tod) oder *ʻolohe* (eine alte Kampfkunst) eine solche Macht mit sich brachte, dass es in den falschen Händen sehr gefährlich sein konnte. Machtmissbrauch ist nichts Neues – die Geschichte zeigt, dass er der Grund für den Untergang vieler großer Zivilisationen gewesen ist und die Hawaiianer waren keine Ausnahme. Tatsächlich erliegen *kāhuna* noch heute manchmal der Versuchung spiritueller Machtkämpfe.

NEW AGE MASSAGESTILE

Die meisten Hawaiianer sind äußerst liebevoll und großzügig – daher stammt auch der Begriff der sprichwörtlichen hawaiianischen Gastfreundschaft. Doch wie alle Menschen können auch sie korrupt oder gierig sein. Manche meinen, dass die meisten der in Hawai'i geborenen Menschen bislang noch kein Interesse an *lomilomi* gezeigt oder die ihrer edlen Abstammung innewohnende Kraft und ihren Wert wirklich bei sich integriert haben. Sie werden häufig als eine Rasse beschrieben, die unter einer chronischen „polynesischen Lähmung" leidet. Was die Rückkehr zu den alten Lehren und dem Glauben von früher angeht, sind viele Hawaiianer sehr vorsichtig oder sogar ängstlich. Es ist immer so leicht für Ausländer gewesen, die Hawaiianer auszunützen, zu betrügen und zu manipulieren. Obwohl sie jahrhundertelang ausgebeutet worden sind, sind die meisten Hawaiianer noch immer sehr bescheiden, großzügig und mitteilsam, wenn man sich ihnen respektvoll und aufrichtig nähert.

Wie dem auch sei, der durchschnittliche Hawaiianer versteht unter dem Wort *huna* gewöhnlich etwas, das klein, unbedeutend und dem Blick verborgen ist, wenn er den Begriff überhaupt verwendet.

In der Geschichte Hawai'is gab es bestimmte Zeiten, in denen viel Wissen verschlüsselt wurde, um es für eine gewisse Dauer sicher zu bewahren. Manchmal ging die Dominanz der herrschenden Klasse so weit, dass das *kapu*-System eine exzessive Kontrolle ausübte. Die Menschen lebten in ständiger Angst. Als die *kānaka maoli* sich in Höhlen versteckten, um Sklaverei oder Tod zu entrinnen, wanderten viele wichtige Lehren in den Untergrund, verloren ihre Reinheit und Kraft oder wurden verfälscht. Aber in Friedenszeiten oder Zeiten einer guten Herrschaft wurden die Heilkünste gewöhnlich nicht vor der Bevölkerung „verborgen". Viele Künste und Wissenschaften genossen großes Ansehen und wurden für diejenigen bewahrt, die sich ihrer würdig erwiesen. Dies geschah aber nicht unbedingt heimlich, so wie manche Menschen heute *huna* definieren.

Die frühe Bevölkerung hatte es nicht nötig, den Wert oder die Heiligkeit bestimmter Lehren zu übertreiben, wie es heute in Bezug auf hawaiianische Massage so häufig der Fall ist. Es heißt, dass man damals alles als heilig ansah – alles und jeder hatte seinen Platz innerhalb einer

Welt, in der alles miteinander verbunden war. Manche Dinge galten als besonders heilig und waren den sehr Weisen und Gelehrten vorbehalten. Die telepathischen Fähigkeiten der *kahu* waren beeindruckend. Wenn ein Dorfbewohner einen *kahuna* aufsuchte, um von ihm Hilfe für seine Heilung oder seinen Schutz zu erbitten, wartete der *kahuna* wahrscheinlich bereits, weil er wusste, dass jemand zu ihm kam. Die alten Lieder und Geschichten erzählen von Vorfahren, die Kraft ihrer Gedanken fähig waren, eine Bananenstaude zum Reifen zu bringen. Die hawaiianische Gesellschaft legte viel Wert auf mentale Fähigkeiten, Gedankenprojektion, Auswendiglernen, Telepathie und Meisterschaft des Selbst. Das „Geheimnis" wahrer Macht bestand und besteht noch immer in der tiefen Verbindung mit der *mana* des Landes und mit *Akua*, dem Höchsten Wesen. Es heißt, dass es eine Zeit in Hawai'i gab, in der der Name Gottes als so heilig galt, dass er nur als vibrierendes Geräusch ausgedrückt wurde, das „iiiii ohhhh" ausgesprochen wurde.

Nun stehen wir vor der Herausforderung, wie das Wissen am besten vom schützenden *kapu* befreit und die wertvollen alten Lehren angewandt werden sollen. Um die richtige Vorgehensweise dabei gibt es einige Kontroversen. Vielleicht bietet Huna praktische Methoden zur Erlangung echter Kraft, die auf Fragmenten einheimischer Bräuche basieren. Diese Konzepte werden oft mit hawaiianischen Wörter beschrieben, die man auf eine neue, moderne Weise gebraucht.

Ein beeindruckendes Huna-Konzept besteht darin, dass einfache Vorstellungen bei einem selbst oder anderen (mittels der Bewusstseinsebene des „unteren Selbst") Reaktionen hervorrufen können, wenn sie von „hypnotischer Kraft", wie z.B. *mana*, erfüllt sind. Mit Kraft aufgeladene Ideen und Suggestionen werden so zu effektiven Werkzeugen, die man durch Aussprechen oder Gedanken ins Unterbewusstsein schleust. Daraufhin übernimmt das untere Selbst und die Suggestion wird automatisch in die Tat umgesetzt. Laut der Huna-Lehre muss das „mittlere Selbst" oder der Wille des Menschen entspannt (oder schwach) genug sein, um hypnotisiert zu werden, damit die Suggestion erfolgreich eingeschleust werden kann. Das mittlere Selbst kann dem unteren Selbst etwas suggerieren – dahinter verbirgt sich dasselbe Prinzip wie hinter allen Autosuggestionstechniken.

Noch immer sind die universellen Wahrheiten dieser Prinzipien von viel Geheimnis und Faszination umgeben. Zu allen Zeiten haben Medizinmänner und -frauen, Schamanen, Priester, Herrscher und Heiler diese Methode angewandt, um Feinde, Krankheiten und Gedanken zu überwinden, die ihrem angestrebten Ziel im Weg standen. Zweifellos ist dies die Art von Energie, die sich hinter der Wirkung des *kahuna kāhea* verbirgt, der Stärke der polynesischen Krieger, den legendären *menehune* oder der Kraft der Sänger von Moloka'i, die ihre Insel vor fremden Eindringlingen schützten. Heute hört man oft von der Wirksamkeit von Affirmationen und an das Unterbewusstsein gerichteten Botschaften, die auf die Veränderung unserer Glaubensmuster zielen, sowie von der Absicht, die die heilenden Energien bei einer Massage verstärkt.

Die Kraft der Gedanken und des gesprochenen Wortes taucht wiederholt in der hawaiianischen Heilkunst auf. Die moderne Physiologie bestätigt die direkte Wirkung von Gedanken, Erinnerungen und Gefühlen auf die Neurotransmitter des Nervensystems, das den gesamten Körper durch ständige elektrochemische Aktionen und Reaktionen steuert. Esoterische Lehren behaupten, dass die unbewussten Muster die Führung übernehmen, solange man einen Gedanken nicht bewusst ausspricht. Die *kāhuna* wussten, dass Gedanken eine große Kraft haben. Sie wussten außerdem, dass sich Gedanken auf eine Art bewegen, die unsere Vorstellung von Raum und Zeit sprengt. Sie heilten über große Entfernungen hinweg und visualisierten während der Heilbehandlung stets den vollkommenen Gesundheitszustand des Patienten, ungeachtet seiner momentanen Verfassung.

Da die menschliche Natur nun einmal so ist wie sie ist, gab es und wird es immer Leute geben, die viel *mana* und gleichzeitig eigennützige Interessen haben, und ihre Gedankenkraft benutzen, um anderen zu schaden oder sie für ihre eigenen Zwecke zu manipulieren. Man nennt sie deshalb „schwarzmagische" oder „böse" *kāhuna*. Rückstände der *aka*-Schnüre verbinden die Dinge und Menschen auf subtile Weise miteinander und dienen als telepathisches Übertragungssystem, das einem Spinnennetz ähnelt. Im Gegensatz zu Elektrizität, die über große Entfernungen hinweg schwächer wird, verringert sich *mana* nicht, wenn sie durch dieses perfekte Leitmedium fließt oder statisch in ihm vorhanden ist. *Mana* gilt als

Lebenskraft, die man durch die eigene Absicht auf etwas richten und lenken kann. Wenn diese Absicht im *pule* mit dem Göttlichen in Berührung kommt, vergrößert sich ihr Potential beträchtlich.

Wenn man den Körper auf eine ganzheitliche Weise und nicht als eine bloße physikalische Maschine betrachtet, erkennt man sämtliche Ebenen von Körper, Geist und Seele. Das Unterbewusstsein (untere Selbst) und das Bewusstsein (mittlere Selbst) geben und nehmen einander ständig Energie. Wenn das Göttliche Wesen oder *Akua* mit seiner grenzenlosen, bedingungslosen Energie und *aloha* hinzukommt, kann sich eine echte Korrektur oder Heilung manifestieren. *Pule* öffnet die Tür, so dass Körper und Verstand vom Geist erfüllt werden. Gebet ist weder ein Mittel, mit dem man sich Gefallen erbittet oder verdient, noch kann man damit nach dem Segen Gottes oder einer höheren Macht außerhalb seiner selbst greifen. Es geht viel tiefer als wir mit unserem begrenzten Verstand begreifen können und ist ein Prozess, bei dem wir mit unserem Bewusstsein an einen Ort gelangen, wo wir uns in Wahrheit schon die ganze Zeit befanden. Nur weil uns etwas nicht bewusst ist, heißt das nicht, das es nicht existiert. Wenn Gott allmächtig und allgegenwärtig ist, wo könnte es dann eine Stelle im Universum geben, wo Gott nicht ist? Gebet, Gnade und Spiritualität beziehen sich auf Zustände des „Erinnerns" oder der „erneuerten Verbindung" mit Gottes Anwesenheit. Diese Art der Energie ist enorm verändernd, vergebend und liebevoll – daher rührt die wundersame Kraft des Gebets und der *lomilomi*-Massage. Wenn Körper, Geist und Seele von Energie und Harmonie erfüllt sind, der Mensch die volle Verantwortung und Liebe für sich selbst übernommen und das Bewusstsein die innewohnende göttliche Anwesenheit angenommen und sich ihr ausgeliefert hat, können Krankheiten oder Störungen kein dauerhaftes Zuhause in ihm finden.

Sowohl für Fremde als auch Hawaiianer gab und wird es wahrscheinlich immer die große Versuchung geben, die Seltenheit und den Wert der hawaiianischen Lehren zu übertreiben. Vielleicht hängt es mit einer Vielzahl eigennütziger Gründe zusammen, dass das Geheimnisvolle und der verführerische Zauber eine so enge Verbindung mit einigen Heilkünsten eingegangen sind. Die Faszination von Huna übt noch immer eine starke Wirkung aus, denn die Leser suchen nach übergreifenden Wahrheiten, die vom Zauber der Hawaii-Inseln durchdrungen sind. Es gibt eine wachsende Zahl Praktizierender, die alle nur möglichen Behauptungen bezüglich ihrer Fähigkeiten aufstellen. Wie immer hat auch hier der Einzelne die Aufgabe, sich eine kritische Wahrnehmung zu bewahren und Macht nicht zu missbrauchen.

Obwohl eine Lehre natürlich nicht notwendigerweise hawaiianisch sein muss, um wertvoll zu sein, ist den Hawaiianern im Allgemeinen nicht ganz wohl in Bezug auf die Huna-Lehren. Das gilt besonders für diejenigen, die eine streng christliche Weltsicht haben. *Kānaka maoli* reagieren sehr empfindlich auf sogenannte „alte hawaiianische" Lehren, die sich von ihren traditionellen Bräuchen unterscheiden, von Nichthawaiianern vermarktet werden und einen Mangel an Achtung für ihre Kultur zeigen. Die Ironie dabei ist, dass die Hawaiianer selbst, von denen die meisten in von Fremden geführten Schulen erzogen wurden, gar kein so großes Interesse wie die Fremden daran haben, ihre eigenen, heimischen Gebräuche zu lernen. Doch viele Fremde sind bereit, dafür sehr tief in die Tasche zu greifen. Mittlerweile gibt es viele *kahuna*-Ausbildungen, Huna-Meister und *lomilomi*-Wochenendausbildungen mit Abschlusszeugnis, über die die Hawaiianer, besonders die Ältesten, überrascht und traurig sind. Die meisten Ältesten sind der Meinung, dass diesen modernen Lehren der Respekt und die Schutzmaßnahmen fehlen, die es im *'ohana*-System gab, und der neue, seltsame Gebrauch der alten hawaiianischen Wörter verwirrt sie. Andere wiederum meinen, dass ein moderner Versuch, die alten Lehren zu verstehen und zu meistern, dazu beitragen kann, die Augen der Welt für die Schönheit und den Wert der hawaiianischen Kultur zu öffnen und der Welt dringend benötigte Fähigkeiten für den Frieden, die Meisterschaft des Selbst und ein göttliches Bewusstsein zu vermitteln.

Einer dieser Lehrer ist Serge Kahili King. Serge ist ein Meister des positiven Denkens. Seit Jahren lehrt er die Menschen, wie sie ihren Geist von Ängsten und unbewussten Hindernissen befreien, die sie an der Verwirklichung von Glück und Erfolg hindern. Mit seinem vielfältigen Hintergrund aus afrikanischem Schamanismus, Psychologie und jahrelangem Leben mit den polynesischen Völkern hat er eine umfassende Philosophie universeller und kulturübergreifender Wahrheiten geschaffen. Seine Schüler haben nun ihrerseits Schüler und den Huna-Lehren ihre eigenen Ansichten, Erfahrungen und Überzeugungen hinzugefügt. Kings Verband „Aloha International" hat dort angesetzt, wo Max Freedom Long aufhörte, und kann sich weltweit mehr als 10.000 Mitglieder rühmen. Zu seinen Veröffentlichungen zählen ausführliche Schriften und Videos über mystische Offenbarungen, die Kommunikation mit den Naturelementen, spezielle Werkzeuge für die schamanische Entwicklung, die Verbesserung von hellseherischen Fähigkeiten und die Bedeutung von *aloha*.

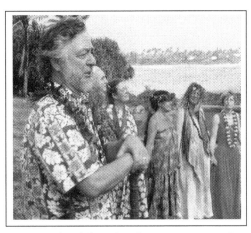

Serge King leitet eine Gruppenzeremonie.

Ein Teil von Serges Lehren dreht sich um Körperarbeit, wie sie von seiner langjährigen Schülerin Susan Floyd unterrichtet wird. Er nennt sie „Lomi Lomi Nui" und sie besteht aus einer Mischung von Huna-Lehren und Techniken der Tempelstil-Massage, die Susan bei Abraham lernte. Auf meine Frage über das äußerst sexuelle Wesen des heute sehr verbreiteten Tempelstils von *lomilomi* antwortete Serge: „Wenn es bei jemandem, der die von Abraham gelehrte Tempelstil-Massage ausübt, zu sexuellem Missbrauch kommt, ist das die Handlung und Verantwortung des Praktizierenden und nicht ein der Methode innewohnender Fehler. Wie du wissen musst, kann jeder, der sich als Heiler in einer Beziehung zu einem Klienten befindet, seine Position missbrauchen, wenn er keine moralischen und ethischen Richtlinien befolgt.

Huna ist eine Philosophie, die die Wirksamkeit über die Form stellt und daher auch jede funktionierende Technik. Wir sagen manchmal: Wenn es funktioniert, dann ist es Huna. Da es keine Grenzen gibt, machen wir auch bei unserer Heilarbeit von der Idee Gebrauch, dass man den Körper verändern kann, um den Geist zu heilen, und den Geist verändern kann, um den Körper zu heilen. Weil der Augenblick der Macht jetzt ist, hat jede Heilung zudem immer eine Wirkung auf Vergangenheit, Gegenwart und Zukunft."

Letzten Endes ist die Fähigkeit, *pono* zu sein, entscheidend – das Beste aus den alten und neuen Lehren zu nehmen und es mit Bescheidenheit, Klarheit und Integrität zu praktizieren.

Internetadressen

Falls Sie Zugang zum Internet haben, sind die folgenden Webseiten vielleicht interessant für Sie:

www.BigIslandMassage.com
www.HawaiiLomilomi.com
www.HawaiianLomi.org
www.kohala.net/kaimalino
www.hawaiian.net/~kea/aunty.html
www.huna.org
www.mapunawaiola.com
www.ulukau.org
www.kalama.org
www.lokahiola.org
www.lomilomi.com
www.canoeplants.com
www.HaleOla.com
www.LomiHawaii.com
www.BishopMuseum.org

Anhang A: Anatomie

Das Skelett

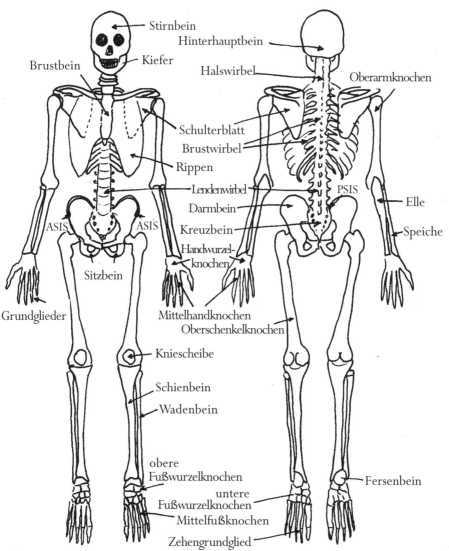

ASIS = hinterer Beckenkamm; PSIS = vorderer Beckenkamm

Die wichtigsten Muskeln

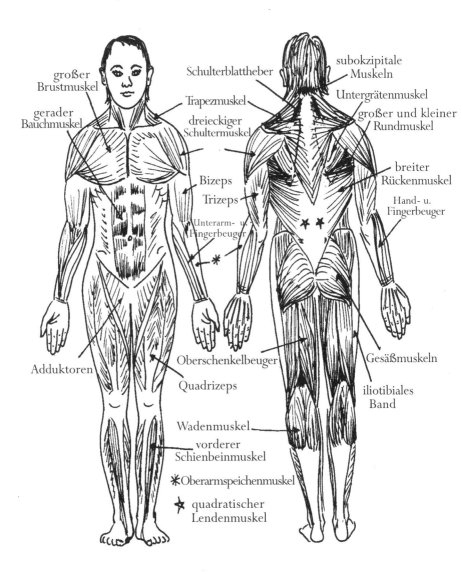

ANHANG A

Blutgefäße und Nerven

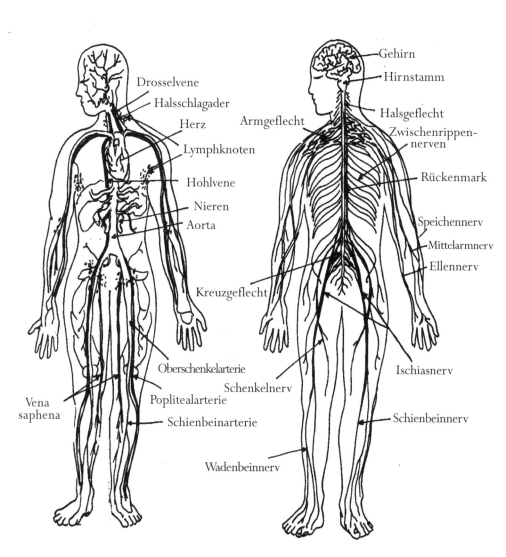

Anhang B: Wie sie ihre Gesundheit schützen können

8 Wege zur Erhaltung Ihres größten Reichtums – Ihrer Gesundheit

1. Ihr Körper ist wie ein „Teich", der eine stetige, frische Zufuhr von sauberem Wasser (mindestens 6 bis 8 Gläser täglich) benötigt. Ihre Stoffwechselprodukte sollten rasch und vollständig aus dem Gewebe, den Nieren, der Haut und vor allem dem Darm entfernt werden. Essen Sie mehr Ballaststoffe!

2. Halten Sie Ihre „Auszeiten" in Ehren. Ruhen Sie sich aus. Spielen Sie. Schlafen Sie. Wenn Sie eine Verletzung haben, gönnen Sie dem Gewebe einige Tage absolute Ruhe. Bei einer Zerrung, Verstauchung oder einem Knochenbruch heilt das Gewebe nur bei Bewegungslosigkeit. Bindegewebe „flickt" sich selbst durch die Bildung von Narbengewebe. Dann beginnen Sie allmählich mit Bewegungen und kräftigenden Übungen.

3. Ihre Körperzellen brauchen ausreichende Nährstoffe, sonst sterben sie ab. Sie benötigen eine nährstoffreiche Kost, die aus lebendiger Nahrung besteht, in der die *mana* des *'āina* enthalten ist und die natürlichen Ursprungs ist. Nehmen Sie „Power-Nahrung" in Ihren Speiseplan auf, z.B. Kräuter, dunkelgrüne Blattgemüse, Meeresalgen, Miso, Bienenpollen, Hülsenfrüchte, Knoblauch, Ingwer, Sprossen, Samen, „gute" (ungesättigte) Fettsäuren und Vollkorngetreide.

4. Treiben Sie Sport, bewegen Sie Ihre Glieder und trainieren Sie Ihr Herz. Alle Muskeln müssen kontraktiert (verkürzt) und gedehnt (verlängert) werden. Das ist der *einzige* Weg, um Gelenke und Herz gesund zu halten. Außerdem ist es wichtig,

um die Lymphflüssigkeit zu bewegen, die die krankheitsbekämpfenden weißen Blutkörperchen enthält und den Großteil der Flüssigkeit in Ihrem „Teich" ausmacht.

5. Verunreinigen Sie Ihren Körper und Ihre Umgebung nicht mit schädlichen Giften und Chemikalien. Vermeiden Sie es, Ihre Lungen Rauch, Ihre Haut Chemikalien, Ihre Nerven zu viel Stress, Ihre Leber Drogen, Ihre Gefäße verstopfenden, gesättigten Fetten und Ihren Darm faulenden Stoffen, etc. auszusetzen.

6. Lösen Sie sich von übertriebenen Zweifeln, Sorgen, Ängsten, Groll, Zorn und anderen negativen Gefühlen und Gedanken, denn das ist eine sichere Methode, um sich zu schwächen, den eigenen Schmerz zu verschlimmern und verursacht noch mehr Probleme.

7. Lieben Sie sich selbst. Setzen Sie gesunde Grenzen, dienen Sie anderen, verfeinern Sie Ihre Intuition, lernen Sie aus Ihren Fehlern und schätzen Sie Ihre einzigartigen Eigenschaften. Vergeben Sie sich. Seien Sie Ihre eigener bester Freund.

8. Finden und pflegen Sie Ihre Verbindung mit Gott. Erinnern Sie sich stets daran, dass Sie ein Stückchen der lebendigen, liebenden, ewigen Essenz des Universums sind. Der begrenzte menschliche Geist kann die vor uns liegende, unendliche Realität unmöglich erfassen. Wir können aber unseren freien Willen benutzen, um uns mit ihr in Einklang zu bringen und ein freudiges, ewiges Leben zu schaffen. Glauben Sie! Vertrauen Sie dem, was Sie im Innersten Ihres Herzens spüren. Nähren Sie Ihren Geist und erinnern Sie sich stets daran zu danken!

Glossar

A

'āina: das Land
aka Schnur: die unsichtbare, schattenhafte Verbindung zwischen Menschen und Dingen, mit denen wir in Berührung kommen
Akua: Gott, allmächtiger Gott; der Große Geist
akua 'unihipili: göttlicher Geist
ali'i: von königlichem Blut
alo: Vorderseite, Gesicht, Anwesenheit, Licht
aloha: Liebe, Zuneigung, Mitgefühl; die Ehrung der Anwesenheit von Gottes Liebe, Gnade und Licht; grüßen, rufen
anela: Engel
'aumakua: Schutzengel oder ratgebender Vorfahr (kann auch ein Hai, eine Schildkröte oder eine Eule sein, die die gesamte Familie beschützt)

H

hā: atmen, ausatmen, der Atem des Lebens; die Zahl vier
hāhā: tasten, diagnostische Berührung
haole: Fremder (auch: Amerikaner oder Weißer)
Hawai'i nei: dieses geliebte Hawai'i
heiau: hawaiianische Andachtsstätte, Tempel
ho'o-: Vorsilbe, die meistens „machen" oder „verursachen" bedeutet
ho'ohuli: umdrehen
ho'okupu: Opfergabe
ho'ōla: heilen; lebensspendend
ho'oponopono: korrigieren, Ordnung wiederherstellen; mentale Reinigung, Vergebung
hula: der traditionelle hawaiianische Tanz
huna: kleines Teilchen; verstecktes Geheimnis

K

ka oder *ke:* der, die, das (vor Hauptwörtern in der Einzahlform)
kai: Meerwasser
kala: Vergebung
kanaka maoli: in Hawai'i geborener Mensch (Mehrzahl: *kānaka*)
kāne: männlich
kapu: Tabu, verboten
kino: Körper; körperlich

GLOSSAR

L
lā'au lapa'au: Pflanzenheilmittel
lapa'au: Medizin
lomilomi: reiben, kneten, drücken, aufbrechen, massieren
lū'au: hawaiianisches Festessen

M
mālama pono: sich bemühen *pono* zu sein
mahalo: danke
malo: Lendenschurz, Hüfttuch
mana: spirituelle Kraft, Lebenskraft (*chi* oder *ki* in Asien)
mana'o: Gedanke, Idee, Meinung, Bedeutung
menehune: legendäre Rasse von in der Nacht arbeitenden „kleinen" Hawaiianern (es heißt, sie haben viele Steinmauern und Wellenbrecher in Hawai'i errichtet)

N
nā: die (Mehrzahlartikel)
na'au: Bauch; Bauchgefühl oder Instinkt

O
'ohana: Familie
ola: Leben, Gesundheit, Wohlbefinden
ola loa: langes Leben, vollständig geheilt
'ole: (Vorsilbe:) abwesend, fehlend, ohne
'ōlelo: das gesprochene Wort

P
piko: Verbindungspunkte zu zukünftigen oder vergangenen Generationen; Nabelschnur, Genitalien, Scheitel
pilikia: Ärger, Probleme, Sorgen
pono: Güte, Wohlstand, gerecht, fair, rechtschaffen
puka: Loch
pule: Gebet, Gesang
pu'uwai: Herzzentrum; Gefühle

W
wahine: Frau (Frauen: *wāhine*)
wai: Süßwasser oder Flüssigkeit außer Meerwasser; fließend
wikiwiki: eilig, schnell

GLOSSAR: HEILER(INNEN), MEISTER(INNEN), ÄLTESTE

kahu: Hüter oder Bewahrer des Wissens; Grundlage
kahuna: Experte, Meister, Priester, Zauberer (Mehrzahl: kāhuna)
kahuna aloha: jemand, der mit Hilfe von Ritualen die Liebe oder Anziehungskraft zwischen zwei Menschen verstärkte
kahuna ʻanāʻanā: Zauberer der schwarzen Magie
kahuna aʻo: Lehrer(in)
kahuna hāhā: Meister(in) der Diagnose
kahuna haʻihaʻi iwi: Kundige(r) für das Richten von Knochen, sowie für die Heilung von Verstauchungen, Zerrungen, Brüchen, usw.
kahuna hoʻohānau: Geburtshelfer(in)
kahuna hoʻohāpai keiki: Kundige(r), der/die Frauen bei der Empfängnis half
kahuna hoʻokelewaʻa: Kundige(r) der Navigation von Kanus mit Hilfe des Himmels und der Sterne
kahuna hoʻouluʻai: Kundige(r) der Landwirtschaft und aller Aspekte des Pflanzenanbaus
kahuna hoʻounauna: jemand, der Geistern Aufträge erteilte
kahuna kāhea: Gesundbeter(in)
kahuna kālai: Meisterschnitzer(in), Bildhauer(in)
kahuna kālai waʻa: Kanubauer(in)
kahuna kilokilo: Seher(in), der/die die Zeichen der Erde, des Himmels und der Sterne deutete
kahuna lāʻau lapaʻau: Kundige(r) der Pflanzenheilkunde
kahuna lapaʻau: jemand, der behandelt oder heilt
kahuna pule: Priester(in); wörtlich: Kundige(r) des Gebets (Sprechgesang oder Gesang)
kauka: Arzt
kupuna: Ältester, Großvater(-mutter), Vorfahr (Mehrzahl: kūpuna)
kumu: Lehrer(in); menschliche Quelle

Fussnoten

Vorwort von Maka'ala Yates

1. In den traditionellen hawaiianischen Heilkünsten wird der Klient „Patient" genannt.
2. Die Zahl der einheimischen Bevölkerung ist seit der Ankunft der Europäer erheblich gesunken, wofür ansteckende Krankheiten nur ein Grund sind. Einige Hawaiianer verwenden die Bezeichnung „Genozid" für die noch andauernde Politik der Fremden des Teilens und Herrschens, die die einheimische Bevölkerung mittels verschiedener politischer und kultureller Repressalien dramatisch dezimiert und geschwächt hat.

Vorwort der Autorin

3. Die Insel Hawai'i, auch Big Island genannt, ist die größte, jüngste und südlichste Insel der hawaiianischen Inselkette. Der gesamte Archipel besteht aus 16.640km² Land, das sich über eine Länge von 1.600 Kilometern verteilt. Davon befinden sich ca. 10.400km² auf den acht Hauptinseln – von Süden nach Norden gesehen: Hawai'i, Maui, Kaho'olawe, Lāna'i, Moloka'i, O'ahu, Kaua'i sowie die kleine, in Privatbesitz befindliche Insel Ni'ihau.
4. 1975 verließ das Reisekanu *Hōkūle'a*, eine „leistungsgenaue Nachbildung" der Kanus wie es sie vor Jahrtausenden auf dem Pazifik gab, Hawai'i und segelte erfolgreich und unter alleiniger Verwendung der alten Navigationsmethoden durch das gesamte polynesische Dreieck (markiert durch Hawai'i im Norden, Aotearoa bzw. Neuseeland im Südwesten und Rapa Nui bzw. der Osterinsel im Südosten). Dieses Ereignis war der Auftakt für die „hawaiianische Renaissance", mit der eine neue Zeit der polynesischen Erfolge anbrach.

1. Kapitel

5. Der Hawai'i Volcanoes National Park (HVNP) liegt im Südosten der Insel Hawai'i. Der aktive Vulkan Kīlauea (der aktivste Vulkan der Welt) befindet sich zur Zeit über dem Hot Spot des pazifischen Meeresgrunds. Der HVNP ist seit 1983, als die letzte aktive Eruptionsphase begann, um ca. 230 Hektar gewachsen, ohne den Erwerb der ca. 47.000 Hektar großen Kahuku Ranch durch die finanzielle und politische Hilfe der Nature Conservancy mitzuzählen. Der Park ist ein Paradies für Künstler, Autoren und Wanderer und die zweitgrößte Touristenattraktion der gesamten hawaiianischen Inselgruppe. Die Mitarbeiter des Parks leiten ständig Aufklärungsprogramme und rotten viele fremde Pflanzenarten aus, um die einzigartigen endemischen Wälder des Parks zu schützen.

HAWAIIANISCHE LOMILOMI-MASSAGE

6. *Poi* wird hergestellt, indem man *taro* zerstampft. Es ist das puddingähnliche, kohlehydratreiche Grundnahrungsmittel des hawaiianischen Volks. Der Anbau und Verzehr von *taro* war viele Generationen lang das Symbol für das nährende Geschenk des Lebens, das die heilige Erde ihren Menschen macht. Im 20. Jahrhundert wurde die hawaiianische Sprache eine Schriftsprache und es änderten sich viele Konsonanten, so dass sie sich von den restlichen polynesischen Sprachen unterschied. Das K ersetzte z.B. das T und das L das R. Darum wurde *tahuna* zu *kahuna*, *aroha* zu *aloha* und *taro* zu *kalo*. Trotzdem bezeichnet man *taro* und *ti* noch heute meist mit ihren ursprünglichen Namen.

7. Innere Reinigung bezieht sich in erster Linie auf den Dickdarm, bzw. Grimmdarm, aber kann den gesamten Verdauungstrakt einschließen, auch das Blut und die Lymphflüssigkeit im Blutkreislauf und Harntrakt.

8. Das Bishop P. Museum wurde 1889 gegründet und nach Bernice Pauahi Bishop benannt, der letzten Nachfahrin der königlichen Kamehameha-Familie. Es enthält Millionen hawaiianische kulturelle Artefakte, Archivdokumente und königliche Erbstücke. Es betreibt auch einen Verlag, einen ethnobotanischen Garten und einen Buchladen.

9. Die letzte Monarchin des hawaiianischen Königreichs vor ihrem ungesetzlichen Sturz war Queen Lili'uokalani, die heute für ihre Anmut, Hingabe an ihr Volk und wunderschönen Lieder wie das berühmte *Aloha 'Oe* bekannt ist. Obwohl ihre offizielle Amtszeit nur zwei Jahre betrug (1891-1893), wird sie vom hawaiianischen Volk noch immer sehr verehrt und innig geliebt.

3. Kapitel

10. Die vier Hauptgottheiten nach Ankunft der Tahitianer waren Kāne, Lono, Kū und Kanaloa. Kānes vollständiger Name war Kanenuiakea und es gab in jeder *ahupua'a* viele Kāne-Steine, die als „Himmelspforten" galten, wo man um Unterschlupf, Vergebung und Segen bitten konnte. Lono und Kū waren Teil von Kāne; jeder von ihnen ist der *'aumakua* in der Genealogie ihres jeweiligen Priesterordens. Lono ist für Heilung, Landwirtschaft und die jährlichen *makahiki*-Festlichkeiten zuständig. Kū (Tū) wird mit den Tiefen des Ozeans verbunden (der Ursprung des Lebens im Kumulipo-Schöpfungsgesang) sowie mit Opferungen und Kriegen; Kanaloa mit Wasser und Meer, der Essenz des irdischen Lebens.

4. Kapitel

11. Die zwei energiegeladenen, einander entgegengesetzten Vulkanelemente werden Pele und Poli'ahu genannt. Pele ist die wilde, heftige und ungezähmte Göttin, die das Feuer verkörpert. Sie ist zwar zerstörerisch, erschafft aber auch Land und Leben. Poli'ahu ist die kühlere, ruhigere und sanftere Göttin. Viele empfindsame Menschen nehmen sie das ganze Jahr über wahr, doch sie zeigt sich besonders in den Wintermonaten, wenn Schneedecken Mauna Kea (und manchmal Mauna Loa) schmücken und sanft das Mondlicht reflektieren.

12. Der Atem des Lebens, auch *hā* genannt, war und ist sehr heilig in Hawai'i. Damit gab ein Ältester heiliges Wissen und große *mana* an einen anderen Menschen weiter.

FUSSNOTEN

6. Kapitel

13. Die 24 von den Kanus eingeführten Pflanzen sind: *'ape, 'awa, 'awapuhi kuahiwi, hau, ipu, kalo, kamani, kī, kō, kou, kukui, mai'a, milo, niu, noni, 'ohe, 'ōhi'a 'ai, 'olena, olona, pia, 'uala, uhi, 'ulu* und *waike.*
14. Gutmanis, June (verschiedene Schriften)
15. Kaiahua, Kalua (verschiedene Schriften)
16. Gutmanis
17. Kaiahua
18. Krauss, Beatrice (verschiedene Schriften)
19. Kaiahua
20. Keliihoomalu, Robert Sr. (mündlich)
21. Krauss
22. Gutmanis
23. Auwae, Henry (mündlich)
24. Krauss
25. Kaiahua
26. Gutmanis
27. Kaiahua
28. Kaiahua
29. Keliihoomalu
30. Auwae
31. Gutmanis
32. Gutmanis
33. Kaiahua
34. Fragas, Mary (mündlich)
35. Kaiahua
36. Keliihoomalu
37. Keliihoomalu
38. Gutmanis
39. Gutmanis
40. Kaiahua
41. Gutmanis und Keliihoomalu
42. Machado, Margaret (mündlich)

7. Kapitel

43. *Lehua* Blüten sind die hellroten (manchmal weißgelben) Blüten des einheimischen *'ōhi'a*-Baums, der als erster Baum auf den neuen Lavaströmen wächst, die den vulkanischen Bezirk Puna bedecken.

LITERATURHINWEISE

Becker, Catherine Kalama, Ph.D. *Mana Cards.* Verlag: Radiance Network, Inc. ISBN 0-9660142-0-0.

Chun, Malcolm Naea. *Must We Wait In Despair: 1867 Report of the 'Ahahui Lā'au Lapa'au.* Verlag: First People's Productions, 1994.

Dougherty, Michael. *To Steal a Kingdom: Probing Hawaiian History.* Verlag: Island Style Press. ISBN 0-96334840X.

Gutmanis, June. *Kahuna La'au Lapa'au.* Verlag: Island Heritage Publishing. ISBN 0-89610-078-2.

Handy, E. S. Craighill, Mary Kawena Pukui und Katherine Livermore. *Outline of Hawaiian Physical Therapeutics* (Bulletin 126). Verlag: Bishop Museum, 1934. Neuauflage bei Kraus Reprint Co., 1971.

Harden, M. J. und Steve Brinkman. *Voices of Wisdom: Hawaiian Elders Speak.* Verlag: Aka Press. ISBN 0-944134-01-7.

I'i, John Papa und Mary Kawena Pukui. *Fragments of Hawaiian History.* Verlag: Bishop Museum Press, 1963.

Juvik, Sonia P., und James O. (Herausgeber). *Atlas of Hawaii.* Verlag: University of Hawai'i Press, Honolulu, 1998. ISBN 0-8248-2125-4.

Kaiahua, Kalua. *Hawaiian Healing Herbs.* Verlag: Ka'imi Pono Press. ISBN 0-9643829-4-6.

Kamakau, Samuel Manaiakalani. *Ka Po'e Kahiko: The People of Old.* Verlag: Bishop Museum Press. ISBN 0-910240-32-9.

King, Serge Kahili, Ph.D. *Kahuna Healing.* Verlag: Lüchow. ISBN 3363030363.

Krauss, Beatrice H. *Native Plants Used as Medicine in Hawaii.* Verlag: Lyon Arboretum, 1981.

Lee, Pali J. and John Koko Willis. *Children of the Night Rainbow.* ISBN 0-9628030-0-6.

Lee, Pali J. and John Koko Willis. *Hoʻopono* (vergriffen).

Long, Max Freedom. *Geheimes Wissen hinter Wundern.* Verlag: DeVorss & Company. ISBN 3762607400.

Malo, David. *Hawaiian Antiquities* (second edition). Verlag: Bishop Museum Press, 1951.

McBride, L. R. *The Kahuna: Versatile Mystics of Old Hawaii.* Verlag: The Petroglyph Press. ISBN 0-912180-18-8.

Pukui, Mary Kawena. *Nana I Ke Kumu: Look to the Source.* Verlag: Hui Hanai. ISBN 0-916630-13-7 (vol. 1) und ISBN 0-916630-14-5 (vol. 2).

Pukui, Mary Kawena. *ʻŌLELO NOʻEAU: Hawaiian Proverbs & Poetical Sayings.* Verlag: Bishop Museum Press. ISBN 0-910240-93-0.

Pukui, Mary Kawena and Samuel H. Elbert. *New Pocket Hawaiian Dictionary.* Verlag: University of Hawaiʻi Press, 1992. ISBN 0-8248-1392-8.

Scott, Greg. *Journey to Kanaka Makua: Pacific Voyager Cards.* Verlag: G. Scott, PO Box 1722, Keaau, HI. 96749.

Sherwood, Zelie D. *Beginner's Hawaiian.* Verlag: Ku Paʻa Publishing, Inc. ISBN 0-914916-56-4.

Taylor, Clarice B. *Hawaiian Almanac.* Verlag: Mutual Publishing. ISBN 1-56647-114-1.

Yates, Makaʻala, DC. *The Ideal Health Manual: A Healthy Alternative Way of Life.* Verlag: Mana Ola Enterprises, 1998.

REGISTER

A
a'ama (Krabbe), 103
Abdecken, 68, 80
Ablauf, 46-49
  d. Bauchlage, 71-83
  d. Rückenlage, 84-91
abschließende Nahrung, 4, 95
Absicht, 145-146
Abtasten, 25, 32, 44-45, 50, 51, 59, 71, 94, 124
'āina, xii, 3, 130
aka-Schnüre, 63, 146
Akua (Gott), 39, 126, 146
'alaea (rote Erde), 104, 121
ali'i, königliche Familie, 27
aloha, xi, 5, 6, 11, 52, 68, 70, 117, 134
Aloha International, 148
'anā'anā. Siehe Schwarzmagie
Anatomie, 32-37
  Zeichnungen, 151-153
Antioxidans, 102
antiviral, 115
Atem, 31, 53, 61, 91
'aumakua, 24, 123
  Siehe auch Vorfahren
Auwae, Henry, 96, 120-122
'awa, 98
'awapuhi, 98

B
Banane, 101
Bauch, 44, 127
Behandlungen, 60, 87
  Siehe auch 'ōpū huli
Beamer, Nona, 6
Bernice P. Bishop Museum, xi, 6, 26
Bindegewebe, 33-34
Blaue Winde, 115
Blutdruck, 4, 101, 102
Bray, David, 134-135
Brown-Dombrigues, Leina'ala, 127-128

D
Dampfbad, 4, 60
Diagnose, 94
DNA, ix
Dombrigues, Ikaika, 96-97
Druck, 53, 69, 77-79
  d. Körpergewichts, 79
  über den Rippen, 73
Durchblutung, 51, 81, 100, 119

E
Einschätzung, 43-46, 59, 68
entzündungshemmend, 59, 102
erotische Massage, 48, 137-138, 149

F
Fragas, Mary, 118-119

G
ganzheitliche Heilung, 23, 25, 146
Gebet, 34, 39-43, 110, 146
Geburt, 103
Gedanke, 29-31, 42, 148
Gegenanzeigen, 20-21
Geist. Siehe 'uhane
Gesänge, 40, 41, 60, 97, 110
  Kumulipo, 7
Geschichte Hawai'is, 6-9
Gesundheitsministerium, 13, 95-96

H
hāhā, 44, 59, 94, 124
Hawaiianisches Königreich, ix, xiv, 6
heiau, 139
Heilmittel, 4, 26-27, 93
  Siehe auch lā'au lapa'au.
heilig, 7, 144
  heilige Heilkunst, xv, 14, 67

heiliges Getränk, 98
'ōpū, 128
Heilmittel aus d.Meer, 104-106
heiße Steine, 4, 58, 100
Hibiskus, 103
Hōkūle'a Reisekanu, xiii, 9, 130, 159
honu, 105
ho'okupu. Siehe Opfergabe
ho'oponopono, 61-65, 114, 128, 133
huna, 141-144
Huna-Lehren, 52, 140-149

I
'ili'ili -Steinchen, 44, 94, 124, 131
'ilima, 98
Intuition, xviii, 39, 95

K
kāhea, 61, 110, 135, 145
Kaholokai, Kai, 96-97
kahu, 111, 142, 143
kahuna, 4, 13, 25, 109-111, 135, 139, 144
  Liste der, 158
kai, 3, 57, 105
Kaiahua, Kalua, xii, 52, 96, 116-117
kalo, 99
  Siehe auch poi und taro
Kampfkunst, 17, 138, 142
kānaka
  anela (engelsgleich), 131
  maoli (eingeboren), 9, 50, 52, 130
kapu, kapu-System, 8, 13, 24, 133, 142, 143
kauka, 59, 111
kava-kava. Siehe 'awa
Kawai'i, Abraham, xii, 127, 137-140
keimtötend, 59, 99, 114
Keliihoomalu, Robert, 5-6

Kepilino, Sylvester, 42, 122-123
Kinder, 16, 99
Kinderlähmung, 118
King, Serge, xii, 148-149
klassische Massage, 18, 49
  Dehnen, 70, 82, 89
  effleurage, 55
  Grundstrich, 71
  Kneten, 54, 56, 73, 77
  petrissage, 54
  tapotement, 56
Knochen, vii-ix, 23-24, 51, 61
kō (sugar cane), 100
Kokosnuss, 3, 98, 101
Kompressionsgriffe, 55, 79, 82
ko'oko'olau, 100
Krankheit, 4, 20-21, 26, 61
  Seuchen, 8, 95, 159
  Ursachen, 35, 43, 45, 62
  Vorsorge, 46, 154-155
Kräuter, 4, 35, 46
  Kräuterumschlag, 51, 59, 102
Kreislauf, 4, 19, 49
  Siehe auch Lymphe
kritische Wahrnehmung, xvii, 140, 147
Kū, 24
Kuamo'o-Henry, Mahealani, 41, 63, 132-134
kuava, 51, 100
kukui, 50, 100
kumu, 49, 111
  'elele, 132
kūpuna, 109-135

L
lā'au lapa'au, xiv, xvi, 13, 59, 93-107
  Siehe auch Praktizierende
Lee, Pali J., 28
Lichtschale, 64
Lili'uokalani, 9, 160
limu, 100
lomi, 54

auf dem Boden, 17
Siehe auch lomilomi
lomi-Stöcke, 17, 58
lomilomi (Definitionen), 11-12,
  51, 53-54, 70
  (Praktizierende), 15
Long, Max Freedom, 135, 141-
  142, 148
Lono, 25
Lymphe, 33, 55, 155

M
Machado, Margaret, xii, 51,
  54, 112-114, 128, 129
mai'a. Siehe Banane
māmaki, 101
mana, 1, 27-31, 68, 126, 144,
  146
mana'o, 26, 60, 65
Maori, 7
Marquesas-Inseln, 7
Massagegriffe:
  Drücken/Ziehen, 75
  Fußmassage, 84
  Gelenklockerung, 82
  hamo, 56, 70, 71, 81, 85
  ho'ohuli 'ōpū, 60, 87
  kahi, 55, 70, 71, 78, 81,
    86, 88
  kaomi, 55, 70, 79, 88
  kīko'oko'o, 70, 82
  Kreisen, 76
  ku'i, 56
  kūpele, 54, 70, 88-89
  lomilomi, 53, 81, 86
  'ōpā, 56, 70, 77, 83
  poi-Stampfen, 82
  Schieben mit dem
    Unterarm, 70, 72, 86
  Unterarm-*lomi*, 70, 73, 85
  wiggley-wiggley, 72, 74
Massageöl, 3, 50, 90
menehune, 135, 145
Migration, 6
  d. Pflanzen, 98

Missionare, 9, 13
Muskelgewebe, 33
Muskeln:
  Brustmuskeln, 88
  Fingerstrecker, 89
  gerader Bauchmuskel, 87
  großer Rundmuskel, 78
  kleiner Rundmuskel, 78
  quadratischer Lendenmuskel,
    74
  Quadrizeps, 85
  Schienbeinmuskel, 86
  Schulterheber, 76
  Trapezmuskel, 76
  Trizeps, 88
  Untergrätenmuskel, 78
  unterhalb d. Schädelkante,
    80
Muskeln, Darstellung der, 152

N
na'au, 25, 60, 65
Napeahi, Abbie, 65, 128
Nerven, 20, 33
niu. Siehe Kokosnuss
noni, 51, 102
  Blätter, 58
Nutzen der Massage. *Siehe*
  Wirkungen

O
'ohana, xvi, 5, 112
'oki (durchtrennen), 65
'ōkolehao Getränk, 99
ola, 126
'ōlena, 102
oli. Siehe Gesänge
'ōlohe, 142
  Siehe auch Kampfkunst
Opfergabe, 41, 98
'ōpū, 'ōpū huli, 60, 87, 127
  Siehe auch Bauch
P
pa'akai. Siehe Salz
Pā'ao, ix, 7

REGISTER

Parasiten, 99, 102
Pele, 24, 41-42, 160
Pfeilwurz, 102
Pflanzen, heimische und endemische, 5, 98
  Kanu-Pflanzen, 161
pilikia, 65
pōhaku. Siehe heiße Steine
poi, 4, 49, 54, 99, 103, 160
Poli'ahu, 41, 160
pono, 61-65
po'o, 90
pōpolo, 103
Praktizierende, 39-40, 109-135
pule. Siehe Gebet
pu'uhonua, 8
pu'uwai, 26
  mele pu'uwai, 65

Reinigung, 16, 46, 115, 160
  Darm, 57, 60, 87, 99, 115, 118, 126
  mentale, 61-63, 131
  Rhythmus, 77

S
Salz, hawaiianisches, 4, 57, 106, 121
Schamanismus, 52, 114, 137, 148
Schwangerschaft, 103, 110
Schwarzmagie, 45, 110, 123, 146
Schwitzhütte, 46, 131
  Siehe auch Dampfbad
Scott, Greg, 28, 111
Segen, Segnung, 42, 56, 91, 103, 135
Selbstverantwortlichkeit, 31, 64, 67, 90
Silva, Dane, 125-126
Simeona, Mornea, 63
Stärkungsmittel, 99, 100, 101
Sterne, 110
Stress, 20, 62

Süßkartoffel, 103

T
Tahiti, 7, 130
tapa, 101, 127
taro, 49, 99
  Siehe auch poi
Tempel-Körperarbeit, 17-18, 52, 137-140, 149
ti, 57-58, 99
Tod, 24, 142
  nach dem Tod, 63
Traditional Hawaiian Healing Council, 129
Träume, 39, 45, 95

U
'uhane, 134
'ulu (Brotfrucht), 103

V
veränderter Bewusstseinszustand, 18, 40, 52
Verspannung, 34
  Anspannung, 19, 29
  in d. Schultern, 75
Vorbereitung der Massage, 67-69
Vorfahren, 133
  Siehe auch 'aumakua
Vulkane, 2, 40

W
wai (Wasser), 3, 57, 106
Wilde, Glenna, 114-115

Y
Yates, Maka'ala, 63, 129-130, 140

Z
Zauberei, 13, 95
Zellen, 32-34, 154
Zitronengras, 101
Zulassung, xiv-xvii, 113

Die Autorin

Nancy Sue Kahalewai zog 1973 von Kalifornien nach Hawai'i, nachdem sie am Pasadena City College bildende Künste studiert hatte. Die Heilkunst übte eine Anziehungskraft auf sie aus und 1977 erhielt sie ihre Massagezulassung für den Bundesstaat Hawai'i. Sie war eines der Gründungsmitglieder von Ke Ola Hou, eines gemeinnützigen Zentrums für Gesundheitserziehung in Hilo und war dort von 1975 bis 1982 tätig.

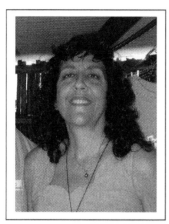

Als Mutter zweier *hapahaoles* (halbhawaiianischer) Söhne und Großmutter zweier Enkelkinder, die zu zwei Dritteln hawaiianisch sind, ist sie sich sehr in der hawaiianischen Kultur engagiert. Von 1982 bis 1989 lebte sie mit ihrer Familie an der Kona-Küste, wo sie die Hawaiian Islands School of Body Therapies gründete und Massagepraxen im 'Ohana Keauhou Beach Hotel und im King Kamehameha Kona Beach Hotel leitete. Während dieser Zeit traf sie mit der *lomilomi*-Meisterin Aunty Margaret Machado und dem *kahuna* Daddy Bray, Jr. zusammen und studierte viele Aspekte der Masage, einschließlich *lomilomi*, *Sportmassage* und anderer Techniken. Sieben Jahre war sie eine der Leiterinnen des Massageteams am Zieleinlauf der Ironman-Weltmeisterschaft im Triathlon in Kona und begegnete Massagepionieren wie Judith Aston, Milton Trager, John Harris, Robert Calvert und Deepak Chopra.

1992 zog sie zurück nach Hilo, studierte dort Humanbiologie und Leichtathletik an der Universität von Hawai'i und nahm an fortgeschrittenen Massagekursen anderer

Massageexperten teil, wie Myk Hungerford, Tom Myers und Deane Juhan. 1994 erhielt sie ihre staatliche Zulassung als Massagelehrerin.

Sie leitete 5 Jahre lang das Massageteam des Volcano-Marathons und lernte *lomilomi* und *lāʻau lapaʻau* bei einer Reihe von hawaiianischen Lehrern und Ältesten. In dieser Zeit gründete sie auch ihre zweite Schule, die Big Island Academy of Massage, die sie 2003 verkaufte.

Ihre Schüler praktizieren heute überall in den USA, Kanada, Neuseeland, Australien und Japan.

Sie ist Geschäftsführerin von Island Moonlight Publishing, einem Print-on-Demand-Verlag in Hawaiʻi, und lehrt *lomilomi* und Anatomie. Sie schreibt an einem Buch über die Erinnerungen von Uncle Robert Keliihoomalu an das alte Kalapana und archiviert seit 1990 alle bedeutenden Ereignisse über die hawaiianische Unabhängigkeit und Heilkunst. Sie hat eine private Praxis für Aromatherapie, Fußreflexzonenmassage und hawaiianische Massage. In ihrer Freizeit paddelt sie gern in ihrem Kayak, tanzt Salsa und fährt ihre Harley-Davidson.

Sie können ihr eine Email an die folgende Adresse schicken: mail@bigislandmassage.com. Wenn Sie Bücher mit Widmung der Autorin bestellen möchten, wenden Sie sich bitte an den Verlag: info@IslandMoonlight.com.

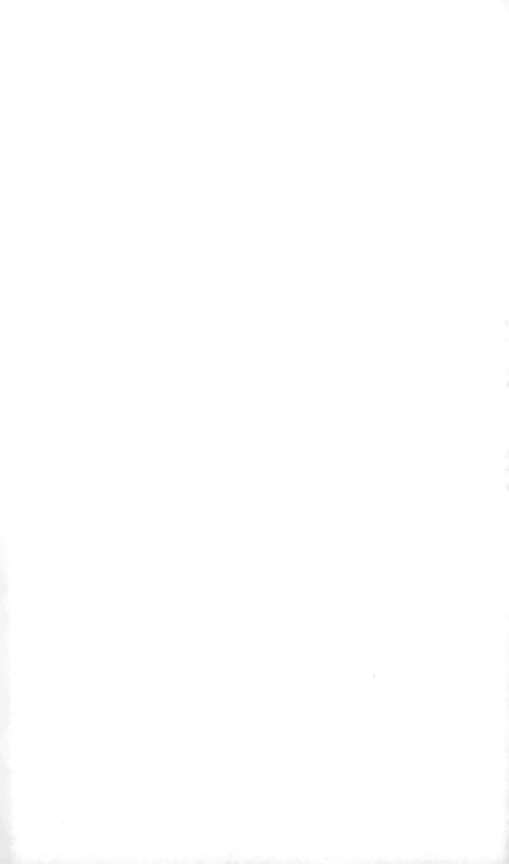

Milton Keynes UK
Ingram Content Group UK Ltd.
UKHW010726190224
438095UK00001B/91